JENGIBRE Y CÚRCUMA

Especias de longevidad

Autor: Adolfo Pérez Agustí

www.edicionesmasters.com

ediciones masters@gmail.com

El Jengibre y la Cúrcuma (Ginger y turmeric), son dos especias comunes en la cocina y presentes en el Curry, que han sido consideradas como de sabor fuerte y picante, y con frecuencia prohibidas por algunos médicos, pero que ahora son objeto de estudios en todo el mundo por sus amplias virtudes terapéuticas.

Ambas tienen características en común y es habitual utilizarlas juntas, del mismo modo que se considera útil unirlas al cardamomo y a la pimienta negra. Ambas son plantas perennes tropicales clasificadas como pertenecientes a la familia de las Zingiberacaea, y tienen componentes beneficiosos en sus rizomas -o raíces- que hacen que sean muy apreciadas en la medicina china tradicional y Ayurveda como hierbas curativas. Sin embargo, el jengibre y la cúrcuma tienen propiedades, colores, sabores y efectos diferentes.

El objeto de este libro es demostrar que nos encontramos con dos elementos culinarios de bajo precio, de sabor imprescindible en la cocina y cuyos efectos terapéuticos superan a la mayoría de las plantas medicinales, incluso en enfermedades crónicas y cáncer.

CAPÍTULO 1

Jengibre
Zingiber officinale

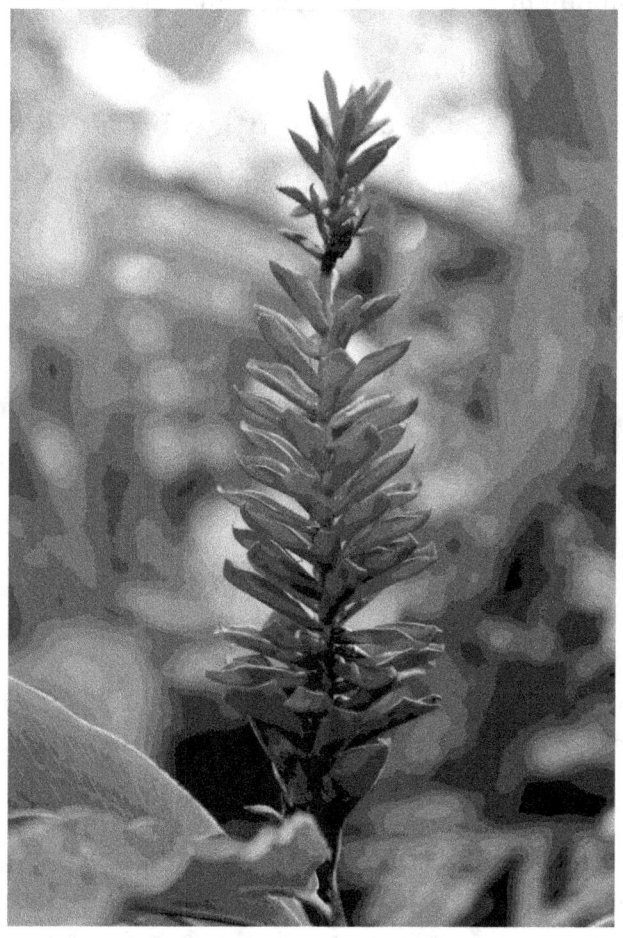

Zingiber officinale (Ginger, en inglés) es más conocido como una especia picante, aromática, llamada jengibre que se produce a partir del rizoma (tallo subterráneo) de la planta. Otras especies de la familia del jengibre (Zingiberaceae) incluyen el cardamomo (Elettaria cardamomum) y la cúrcuma (Curcuma longa).

En la India y Pakistán, el jengibre es en Telugu *hashi shunti* (ಹಸಿ ಶುಂಟಿ) en *Inji* (இஞ்சி) en Tamil y Malayalam, *inguru* (ඉඟුරු) en cingalés, *alay* en Marathi, y *Aduwa* (अदुवा) en Nepal.

Historia

El jengibre es nativo de Asia, donde se ha utilizado como una especia de cocina durante al menos 4.400 años.

Llegó a los Estados Unidos después del descubrimiento de América, procedente de la India Oriental, llegando a ser cultivado intensamente, por lo que en 1547 se exportaron 22.053 quintales a Europa.

Se ha mencionado en los antiguos escritos orientales de China, India y Oriente Medio, y ha sido apreciado por sus propiedades aromáticas, culinarias y medicinales.

Después de los antiguos romanos el jengibre fue importado de China hace casi dos mil años, y su popularidad en Europa se mantuvo centrada en la región del Mediterráneo hasta la Edad Media, cuando su uso se extendió a lo largo de otros países. Aunque era una especia muy cara, debido al hecho de que tenía que ser importada de Asia, existía una gran demanda. En un intento de hacerlo más disponible, los exploradores españoles introdujeron el jengibre en las Indias Occidentales, México y América del Sur, y en el siglo XVI, estas áreas comenzaron a exportar la hierba a Europa.

Comprada por los griegos y los romanos a los comerciantes árabes, fue una de las primeras especias orientales en llegar a Europa; no obstante, su procedencia intensiva es la India, aunque en la actualidad se cultiva comercialmente en el sur y sureste de Asia, África tropical (especialmente Sierra Leona y Nigeria), América Latina, el Caribe (especialmente Jamaica) y Australia.

Hoy en día, los principales productores comerciales de jengibre incluyen India, Fiji e Indonesia.

La raíz de las Indias Occidentales se consideran la mejor, aunque también es importado de África, desde nos llegan diversas variedades conocidas en el comercio. El procedente de Jamaica o África es de un color marrón claro con rizoma corto, muy picante, mientras que el *Cochin* tiene un rizoma muy corto, recubierto de color rojo-gris. El jenjibre *Green* es el inmaduro rizoma sin secar.

Botánica

Nombres

Nombre científico: *Zingiber officinale*

Jengibre (europa)

Srngaveram (sánscrito)

Adrak (Hindi, Urdu)

Sont (Hindi, jengibre seco molido)

El nombre botánico de la planta se cree que se deriva del sáncrito *singabera* que significa en árabe y griego "en forma de cuerno". Probablemente recibió su nombre debido a que los rizomas parecen cuernos de venado, una característica física que el jengibre refleja.

Nombres alternativos

African ginger; Black ginger; Jamaican ginger; Zingiber officinale Africano jengibre; jengibre Negro; jengibre jamaicano.

Familia

Zingiberaceae, en estrecha relación con el Zingiber montanum y zerumbet Zingiber que también se cultivan en la India.

Descripción

Los pseudotallos de hasta 1,2 m de altura, surgen cada año a partir de yemas en el rizoma y se forman a partir de una serie de bases de las hojas.

El jengibre es una raíz perenne que se arrastra y aumenta de tamaño bajo tierra, y en la primavera sale una caña verde, como un tallo, de 2 metros de altura, con hojas lanceoladas estrechas, los cuales mueren al año.

El **tallo** floral se eleva directamente desde la raíz, que termina en una espiga alargada en forma de concha de peregrino, y en cada punta sale una flor de color blanco o amarillo.

Los **vástagos** verticales brotan del rizoma en la base de la planta y sobresalen unos 12 centímetros por encima del suelo con largas y estrechas hojas acanaladas, verdes, y flores blancas o verde amarillento.

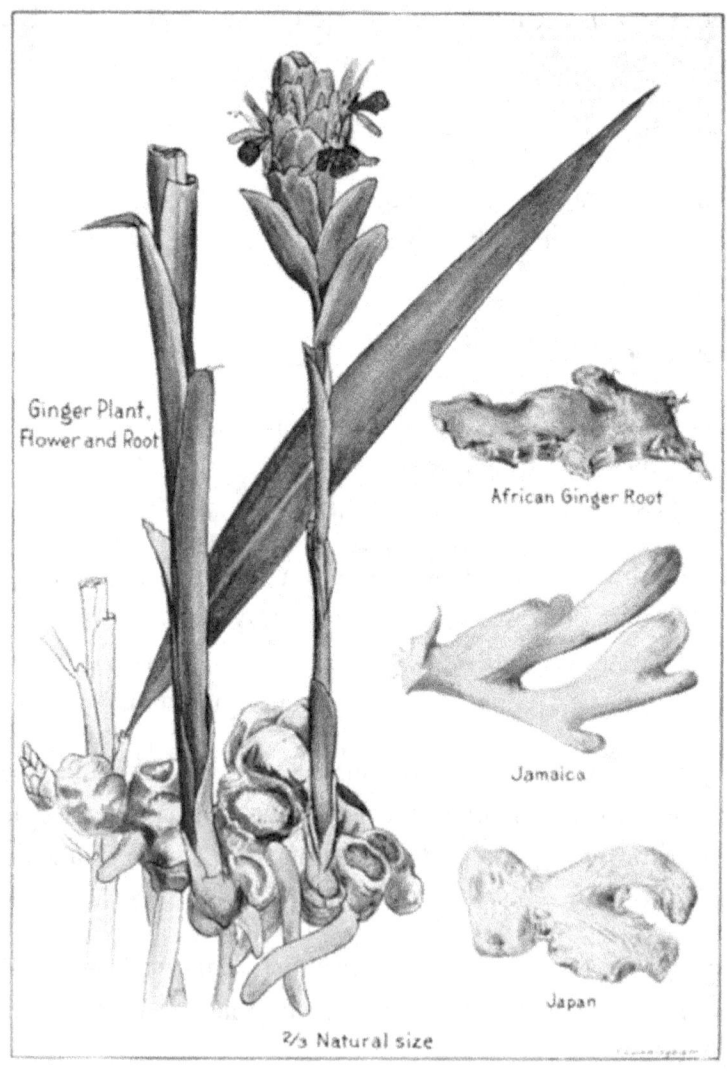

Ginger Plant, Flower and Root

African Ginger Root

Jamaica

Japan

2/3 Natural size

El jengibre tiene un distintivo engrosado, un **rizoma** ramificado (tallo subterráneo), que a veces se parece un poco a una mano hinchada. Es la parte nudosa y carnosa, cubierta de cicatrices en forma de anillo. Esta es la parte importante del alimento y donde están sus propiedades medicinales. Aunque crecen bajo tierra, son tallos hinchados, no raíces y la razón por lo cual el jengibre fresco se refiere a menudo como "jengibre vástago".

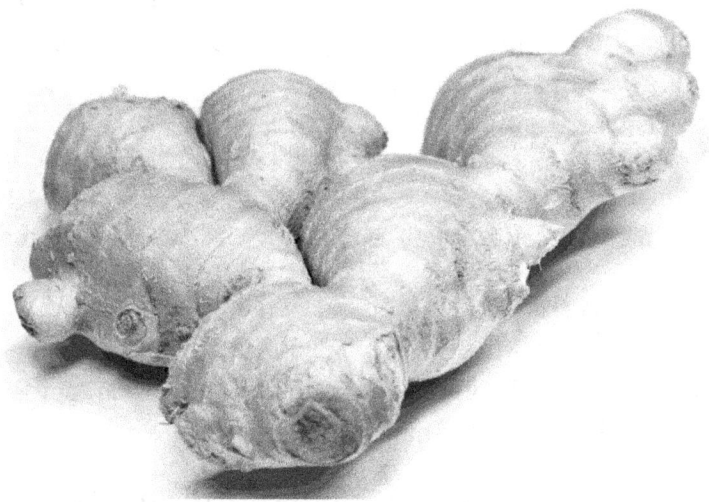

Este rizoma tiene una capa de corcho marrón exterior (que generalmente se retira antes de su uso, aunque no es imprescindible), un centro de color amarillo pálido y un olor a limón picante. La carne del rizoma puede ser de color amarillo, blanco o rojo, dependiendo de la variedad, de textura estriada y un sabor que es aromático, picante y caliente. La capa exterior puede ser o bien gruesa o delgada, dependiendo de si la planta se recogió cuando era madura o joven.

Sobresaliendo justo más allá del borde exterior de las brácteas, las **flores** son de color amarillo pálido con un borde morado que tiene puntos de color amarillento y estrías. Los tallos florales, casi nunca se producen en las plantas cultivadas.

Las cabezas de las flores, soportadas sobre tallos más cortos, tienen forma de cono y su color va desde el verdoso al amarillento y al rojo.

Las **espigas** de las flores brotan directamente de los rizomas y son de aproximadamente 30 cm de largo. Algunas flores son de color púrpura con una base crema.

Las **frutas** son de color rojo y cada una tienen tres cámaras que contienen varias semillas negras pequeñas. Las plantas de jengibre que se cultivan en plantaciones comerciales no suelen dar sus frutos.

El **olor** del jengibre es aromático, su **sabor** picante, caliente y penetrante; pero estas propiedades se pierden con el tiempo. Se le suele mezclar con harina, cúrcuma, semillas de lino, colza, pimienta de cayena y residuos de jengibre viejos.

La raíz se considera la parte más útil de la planta, y no debe utilizarse cuando tiene menos de un año. El pelado puede hacer perder sus aceites volátiles y a veces se sumerge en zumo de lima en lugar de agua del grifo, y el color se mejora por un recubrimiento final.

Componentes activos

La destilación del jengibre en polvo produce aceite de jengibre, que contiene una alta proporción de sesquiterpenos hidrocarbonados, predominantemente zingiberene. Los principales compuestos picantes del jengibre, están en los gingeroles que se convierten en shogaoles, zingerona, y paradol.

El compuesto 6-gingerol parece ser responsable de su sabor característico. El zingerone y los shogaoles se encuentran en pequeñas cantidades en el jengibre fresco y en mayores cantidades en los productos secos o extractos.

El jengibre no es un alimento comúnmente alergénico y no contiene cantidades mensurables de oxalatos o purinas.

Composición detallada:

Peso total analizado	6,00 g
Componentes básicos	
Calorías	4,80
calorías derivadas de la grasa	0,41
calorías de grasa saturada	0,11
Proteínas	0,11 g
Hidratos de carbono	1,07 g
azúcar - total	0,10 g
otros carbohidratos	0,84 g
Grasa - total	0,05 g
grasa saturada	0,01 g

grasa monosaturada	0,01 g
ácidos grasos trans	0,00 g
colesterol	0,00 mg
agua	4,73 g
Vitaminas	**cantidad**
vitamina A IU	0,00 UI
niacina - B3	0,05 mg
equiv niacina	0,06 mg
vitamina B6	0,01 mg
vitamina C	0,30 mg
vitamina E alfa tocoferol	0,02 mg
ácido fólico	0,66 mcg
vitamina K	0,01 mcg

ácido pantoténico	0,01 mg
Minerales y oligoelementos	**cantidad**
calcio	0,96 mg
cobre	0,01 mg
hierro	0,04 mg
magnesio	2,58 mg
manganeso	0,01 mg
fósforo	2,04 mg
selenio	0,04 mcg
sodio	0,78 mg
zinc	0,02 mg
Otros nutrientes	**Cantidad**
16:0 Palmítico	0,01 g

Oleico 18:01	0,01 g
Linoleico 18:02	0,01 g
omega-6 ácidos grasos	0,01 g
Colina	1,73 mg

Cultivo

El Jengibre probablemente se originó como parte de la flora del suelo de los bosques tropicales de tierras bajas, donde podemos encontrar todavía a especies silvestres. Su cultivo requiere agua caliente, ambientes húmedos y sombreados y crece mejor en un suelo muy fértil, ya que necesita una gran cantidad de nutrientes.

Los esquejes se colocan en una olla poco profunda con una mezcla de fibra de coco y perlita, dentro de una vitrina cerrada, que se calienta a 20 ° C hasta que salen las raíces y los brotes nuevos. La técnica tradicional para la propagación de jengibre es por división.

Cómo seleccionar y almacenar

Siempre que sea posible, hay que elegir jengibre fresco mejor que la forma seca, ya que no sólo es superior en sabor, sino que contiene mayores niveles de gingerol, así como *proteasa* (un compuesto antiinflamatorio).

Cuando se compra raíz de jengibre fresco, hay que asegurarse de que esté firme, suave y libre de moho. Generalmente se encuentra disponible en dos formas, ya sea joven o maduro. El maduro, el tipo más ampliamente disponible, tiene una piel dura que requiere ser pelada mientras que el jengibre joven, por lo general sólo está disponible en los mercados asiáticos, y no es necesario quitar la piel.

Hay que guardar los rizomas de jengibre *fresco* en un lugar fresco, oscuro y seco (también las cápsulas o el polvo). El jengibre fresco puede ser almacenado en el refrigerador hasta tres semanas si se deja sin pelar. Almacenado sin pelar en el congelador, se mantendrá durante un máximo de seis meses.

El Jengibre en *polvo* debe guardarse en un recipiente de vidrio bien cerrado en un lugar fresco, oscuro y seco. Alternativamente, se puede almacenar en el refrigerador, donde se podrá disfrutar de una larga vida útil de aproximadamente un año.

Para preparar una *infusión*, se corta un cubo de 5 centímetros de rizoma en rodajas y se cocina a fuego lento durante 10 minutos, cubriendo la olla durante la cocción para retener la mayor cantidad posible de componentes volátiles.

Se retiran las rodajas para su consumo y se bebe el líquido tres veces al día, una antes de cada comida.

Las *cápsulas* de jengibre también son otra presentación habitual. Se deben tomar unos 2.000 miligramos tres veces o más al día con o sin comida. Si se consume poca cantidad o de modo esporádico, no se obtendrán todos los beneficios.

Utilización diversa

El aromático rizoma del *Zingiber officinale* es la fuente del jengibre y en Asia, el tallo fresco es un ingrediente esencial de muchos platos, mientras que la sal seca, en polvo, es más popular en la cocina europea. El *Gingerbread*, por ejemplo, una de las aplicaciones más populares para el jengibre en Gran Bretaña, se remonta a la época anglosajona en donde empleaban el jengibre en conserva (producido por la ebullición del rizoma en jarabe de azúcar), a menudo con fines medicinales. Otros nombres populares son *el pain d'épecies* y el alemán *Lebkuchen.* Todos ellos presentan un alimento condimentado con jengibre, miel y melaza, con textura de suave pastel, un pan húmedo o una galleta.

En el resto del mundo las variedades son enormes y nos encontramos con el *pepperkaker* noruego y sueco, el *brunkaker* danés, el *piparkakut* de Finlandia, y el *piparkoogid* de Estonia.

Gingerbread

Todas estas formas son galletas finas que se consumen en Navidad, y algunas se emplean para decorar ventanas.

En Suiza es conocido como *biber*, un pan relleno de mazapán, en Holanda y Bélgica como *peperkoek* y que supone un buen desayuno en forma de rebanadas gruesas con mantequilla, mientras que el pan de jengibre *Torun* es producido desde la Edad Media por los polacos.

Finalmente, en Rumanía se denomina *Turta dulce*, glaseado con azúcar, y en Brasil se conoce como *pão de mel* ("pan de miel"), tan grande como un pastel de café y cubierto con chocolate.

En algunos países se emplea el aceite de jengibre, la oleorresina, para la cerveza con sabor a jengibre y como un ingrediente en productos de perfumería, cosméticos y medicamentos.

El jengibre comercial se llama negro o blanco, dependiendo de si está pelado o sin pelar, empleando ambos tipos de raíces maduras. La variedad negra se escalda en agua hirviendo, y luego se seca al sol.

El *blanco* (el mejor) se raspa, se limpia y seca. Para preservar las raíces jóvenes verdes se lavan en agua fría y luego se pelan. El agua se cambia varias veces, de modo que el proceso lleva tres o cuatro días. Los tubérculos se ponen entonces en frascos y se cubren con un jarabe débil, cambiándola después de unos días para lograr un jugo más fuerte, que se cambia de nuevo para hacerlo más fuerte. Algunos jarabes se fermentan y se convierten en un licor llamado 'bebida fría'; al que se añade cloruro para evitar que los insectos se reproduzcan en él.

El jengibre fresco *rallado chino* se comercializa en polvo, siendo el jengibre Cochin el que tiene más resina y aceite volátil. La raíz se debe guardar en un lugar seco, pues puede comenzar a crecer y se echa a perder.

Dosis

Dosis recomendada:

2 cápsulas de jengibre

90 gotas líquidas

1/2 cucharadita de polvo de raíz de jengibre.

Tomarlo veces 3 veces al día o cada cuatro horas según sea necesario.

Las dosis estandarizadas de 2.000 mg contienen 4% de aceites volátiles o un 5% del total de compuestos picantes incluyendo 6-gingerol o 6 shogaol.

Para las náuseas, gases o indigestión: 2 - 4 gramos de raíz fresca a diario (0,25 - 1,0 g de raíz en polvo) o 1,5 a 3,0 ml (30 - 90 gotas) de extracto de líquido al día.

Para prevenir los vómitos, tomar 1 gramo de jengibre en polvo (1/2 cucharadita) o su equivalente, cada 4 horas según sea necesario (no más de 4 dosis al día), o 2 cápsulas de jengibre (1 gramo), 3 veces al día. También se puede masticar un pedazo de jengibre fresco cuando sea necesario.

Para los vómitos de embarazo usar 250 mg 4 veces al día durante un máximo de 4 días. Las mujeres embarazadas no deben tomar más de 1 g por día.

Uso Pediátrico:

No debe darse a los niños menores de dos años.

En adultos, no es necesario tomar más de 4 g de jengibre por día, incluyendo el que procede de los alimentos.

Para el dolor de la artritis: 250 mg 4 veces al día.

Formas disponibles

El jengibre se puede consumir como raíz fresca o seca, o por la destilación de vapor del aceite en la raíz. También lo podemos encontrar en extracto, tintura, cápsulas, y aceites. La raíz fresca del jengibre también puede ser preparada como un té. Como especia de cocina se puede añadir a la mayoría de los platos, ensaladas y guisos.

Consejos para cocinar

Para quitar la piel del jengibre fresco maduro emplee un cuchillo de cocina y puede cortarlo, picarlo o en juliana. El sabor que imparte jengibre a un plato depende de cuándo se añade durante el proceso de cocción. Añadido al principio, prestará un sabor más sutil, mientras que añadido casi al final, un sabor más picante.

Se puede hacer una limonada de jengibre, simplemente combinando jengibre recién rallado, zumo de limón, miel y agua.

Añadir a sus platos de arroz jengibre rallado, semillas de sésamo y tiras de algas en la parte superior.

Combine jengibre, salsa de soja, aceite de oliva y ajo para hacer un aderezo de ensalada.

Añada jengibre y zumo de naranja al puré de patatas.

Agregue jengibre rallado en el interior de las manzanas al horno.

Añada jengibre recién picado a las verduras salteadas.

Mundialmente hay numerosas aplicaciones culinarias para el jengibre, entre ellas:

En Birmania, se consume rallado en ensalada, con aceite, frutos secos y semillas.

En Indonesia, se elabora una bebida con azúcar de palma.

En Malasia, se añade a las sopas.

En Filipinas, se hace una cerveza llamada salabat.

En Vietnam, se utilizan las hojas picadas para mezclar con camarones y ñame.

En China, se emplea con el pescado y la carne, así como en los dulces confitados y como infusión para los catarros.

CAPÍTULO 2

Propiedades medicinales del jengibre

Históricamente, el jengibre tiene una larga tradición de ser muy eficaz en el alivio de los síntomas de malestar gastrointestinal. En la medicina herbal, es considerado como un excelente carminativo (que promueve la eliminación de los gases intestinales) y espasmolítico intestinal (que relaja y alivia el tracto intestinal). La investigación científica moderna ha revelado que el jengibre posee numerosas propiedades terapéuticas, incluyendo efectos antioxidantes y la capacidad de inhibir la formación de compuestos inflamatorios, entre otros muchos efectos.

Tradicionalmente, ha sido utilizado por las medicinas antiguas de la India y Asia, y la gran cantidad de aplicaciones puede dar lugar al escepticismo.

Puesto que la medicina química intenta ser selectiva, tratando una enfermedad o un síntoma, la medicina natural aporta una larga serie de utilidades a cualquiera de sus productos. Esto se debe a la gran complejidad de los alimentos y plantas medicinales, en comparación con las sencillas moléculas de los medicamentos. Además y esto es importante resaltarlo, los productos naturales al ser biológicos conservan íntegra su información, mientras que los medicamentos carecen de ella. El organismo humano, por tanto, reconoce lo que le es propio, y lo incorpora rápidamente al sistema orgánico. Se estable una simbiosis y no un rechazo.

El jengibre es una hierba estimulante y antiinflamatoria y numerosos estudios se han realizado comparando el jengibre con la aspirina para **aliviar el dolor**. Pronto se demostró que no sólo el jengibre requiere una dosis menor para el alivio del dolor mismo, sino que lo hace sin efectos secundarios.

Un estudio habló de la actividad **antimicrobiana** del Zingiber Officinale por su contenido en alcaloides, saponinas, taninos, flavonoides y terpenoides. Su actividad fue probada contra nueve microorganismos que causan varias enfermedades en el ser humano.

Las propiedades **antiinflamatorias** del jengibre han sido conocidas y estimadas durante siglos. El descubrimiento original de los efectos inhibitorios de jengibre en la biosíntesis del prostaglandinas en los años 1970s ha sido repetidamente considerado, con una eficacia similar a los medicamentos no esteroideos.

El jengibre es tan concentrado en sustancias activas, que no es necesario usar mucho para recibir sus efectos beneficiosos, aunque las personas que lo consumían frecuentemente manifestaron un alivio más rápido y mejor.

He aquí los efectos más notorios:

Anticoagulante

La mezcla del jengibre con extractos acuosos de cebollas y ajo, disminuyeron la agregabilidad plaquetaria. Por ello, no debe unirse a los medicamentos anticoagulantes.

Antiemético

Se ha demostrado que posee potentes propiedades antieméticas y se ha comparado con fármacos estándar utilizados en la lucha contra las náuseas y los vómitos.

En un estudio doble ciego aleatorizado y controlado con placebo entre 120 mujeres participantes con menos de 20 semanas de embarazo, que habían experimentado la enfermedad diariamente al levantarse, se asignaron aleatoriamente 125 mg de extracto de jengibre (equivalente a 1,5 g de jengibre seco) o el placebo cuatro veces al día durante 4 días. Las náuseas fueron significativamente menores para el grupo del extracto de jengibre con relación al grupo placebo después del primer día de tratamiento y esta diferencia estuvo presente en cada día de tratamiento. Las arcadas también se redujeron con el extracto de jengibre, aunque en menor medida. No se observó ningún efecto significativo sobre los vómitos. En la clasificación de la FDA es considerado como "generalmente seguro".

Antiinflamatorio

El jengibre basa sus mejores efectos en el control de los procesos inflamatorios, que es una causa significativa subyacente de muchas enfermedades. La inflamación es la respuesta natural del cuerpo para la curación de una enfermedad o lesión, y su dolor, enrojecimiento, calor e hinchazón son intentos de evitar el movimiento de un área dañada mientras está siendo reparada. La inflamación desaparece a medida que el cuerpo se cura.

Sin embargo, en algunas enfermedades, incluyendo artritis, diverticulosis, inflamación de la vesícula biliar y enfermedad cardíaca, la inflamación no desaparece. Se convierte en crónica y conduce a muchos otros problemas.

Un estudio publicado en noviembre de 2003 en la revista Life Sciences, sugiere que al menos una de las razones de los efectos beneficiosos del jengibre es la protección de los radicales libres que ofrece uno de sus constituyentes fenólicos activos, el 6-gingerol. In vitro (análisis en laboratorio), el 6-gingerol ha demostrado inhibir significativamente la producción de óxido nítrico, una molécula de nitrógeno altamente reactiva que se forma rápidamente. Otro estudio que apareció ese mismo año demostró que no sólo impide un aumento de daño por los radicales libres de los lípidos, sino que también atenúa considerablemente el agotamiento de las reservas de glutatión, uno de los antioxidantes más importantes producidos por el cuerpo.

En febrero de 2005 se realizó una investigación que demostró que el jengibre suprime los compuestos pro-inflamatorios (citocinas y quimiocinas) que actúan sobre los sinoviocitos (células que comprenden el revestimiento sinovial de las articulaciones), condrocitos (células que comprenden cartílago articular) y leucocitos (células inmunes).

Los *gingeroles* explican por qué tantas personas con osteoartritis o artritis reumatoide experimentan reducciones en sus niveles de dolor y la mejora de su movilidad cuando consumen jengibre regularmente.

En dos estudios clínicos con pacientes que habían respondido a los medicamentos convencionales y aquellos que no lo hicieron, los médicos encontraron que el 75% de los pacientes con artritis y el 100% de los pacientes con inflamaciones diversas, lograron con el jengibre alivio del malestar muscular, en el dolor y / o hinchazón.

El jengibre es particularmente útil en el tratamiento de la inflamación crónica debido a que inhibe parcialmente dos enzimas importantes que juegan un papel en la inflamación -la ciclooxigenasa (COX) y la 5-lipoxigenasa (LOX).

Mientras que los fármacos antiinflamatorios bloquean la COX más fuertemente, no afectan a la LOX y por lo tanto sólo resuelven parte del problema. Aún peor, los antiinflamatorios no esteroideos pueden causar efectos secundarios, tales como úlceras, ya que también bloquean los efectos beneficiosos que la COX tiene en el tracto digestivo, incluyendo la protección del estómago. El jengibre, por el contrario, no causa irritación del estómago, sino que ayuda a proteger y sanar el intestino. También trata una gama más amplia del problema inflamatorio debido a que afecta tanto a la COX como a las enzimas LOX. Y debido a que no se cierra por completo el proceso inflamatorio, el jengibre puede en realidad permitir que funcione correctamente.

Durante los últimos 25 años el descubrimiento inicial de los efectos inhibidores del jengibre sobre la biosíntesis de prostaglandinas en la década de 1970 se ha confirmado en repetidas ocasiones.

Una de las características de la inflamación es que aumenta la oxigenación del ácido araquidónico, que se metaboliza por dos vías enzimáticas -la ciclooxigenasa (CO) y la 5-lipoxigenasa (5-LO)- que conducen a la producción de prostaglandinas y leucotrienos respectivamente. La PGE2 y el LTB4 se consideran mediadores importantes de la inflamación. Se sugiere que al menos uno de los mecanismos por los que el jengibre muestra sus efectos de mejora, podría estar relacionado con la inhibición de la biosíntesis de leucotrienos y prostaglandinas, es decir, funciona como un inhibidor dual de la biosíntesis de eicosanoides.

Antioxidante

Sabemos que los antioxidantes ayudan a prevenir las enfermedades crónicas y a retrasar el proceso de envejecimiento.

Respecto al jengibre, no solamente aporta elementos antioxidantes, sino que también aumenta la producción interna del cuerpo de antioxidantes.

Calentador del cuerpo

Tradicionalmente se le considera el "calentador del cuerpo", capaz de producir calor corporal y mejorar las extremidades frías, aumentando el rubor en la tez pálida, y fortalecer el cuerpo después de una pérdida de sangre.

El jengibre no sólo se usa para entrar en calor en un día frío, sino que puede ayudar a promover una sudoración saludable, que a menudo es útil durante los resfriados y gripes. Un buen sudor puede hacer mucho más que simplemente ayudar a la desintoxicación. Sabemos que el sudor contiene un potente agente para combatir los gérmenes que ayuda a combatir las infecciones. Los investigadores que han aislado el gen responsable del sudor y la proteína que lo produce, le han mencionado como *dermicidin*. Este elemento es fabricado en las glándulas sudoríparas del cuerpo, y excretado por el sudor y transportado a la superficie de la piel donde proporciona protección contra los microorganismos invasores, incluyendo bacterias como E. coli, Staphylococcus aureus y hongos, incluyendo Candida albicans.

Circulación

Se ha encontrado que es beneficioso en la reducción de la agregabilidad de las plaquetas que conduce a enfermedades de la arteria coronaria, mientras que no tiene efecto sobre los lípidos sanguíneos o el azúcar de la sangre. Una dosis única de 10 g de jengibre en polvo, redujo significativamente la agregación plaquetaria.

Complicaciones diabéticas

A una dosis de 500 mg / kg, el jengibre crudo fue significativamente eficaz en reducir la glucosa en suero, los niveles de colesterol y los triglicéridos. El tratamiento también resultó en una reducción significativa en los niveles de proteína en la orina. Además, contribuyó a mantener el peso corporal.

El jengibre crudo posee un potencial de hipoglucemia, hipocolesterolemia e hipolipemiante, siendo eficaz para invertir la proteinuria diabética.

Por lo tanto, puede ser de gran valor en el manejo de los efectos de las complicaciones diabéticas.

Efectos cardiovasculares

Muchos médicos recomiendan una ingesta diaria de aspirina para evitar la obstrucción de las arterias y reducir el número de situaciones potencialmente mortales como resultado de este problema, el cual causa la mitad de todas las muertes en los Estados Unidos anualmente. Cuando hay un exceso de plaquetas que generan tromboxanos, se produce un aumento en la viscosidad de la sangre y la agregación que conduce a la coagulación potencialmente letal.

El tromboxano TXA2 actúa como un potente agregante plaquetario (el mayor descubierto hasta ahora) y vasoconstrictor, el cual a su vez se transforma en el tromboxano B2, que es inactivo, pero más estable que el anterior. Su principal función biológica es participar en la hemostasia (coagulación y agregación plaquetaria). También es broncoconstrictor. Las plaquetas, a su vez, son ricas en la enzima tromboxano sintetasa y producen una cantidad elevada de tromboxano A2.

La efectividad de la aspirina para impedir la coagulación súbita, es controvertida y no exenta de peligros, especialmente hemorragias y úlceras gástricas. Es muy posible que sus beneficios no superen a un inconvenientes y las últimas estadísticas demuestran lo inapropiado de una terapia prolongada o de por vida con este medicamento. Parece demostrado que quienes la consumen tienen una tasa de mortalidad más alta, más úlceras sangrantes, molestias en las articulaciones y una disminución potencialmente peligrosa del sistema inmunológico.

Hay hospitales que, conscientes de ello, animan a todos sus pacientes a tomar media cucharadita de jengibre al día. Esto es porque el jengibre inhibe la enzima que provoca el engrosamiento de la sangre del mismo modo que lo hace la aspirina, y lo hace de forma natural sin el efecto secundario de la aspirina.

Este alimento tiene un beneficio adicional para el sistema circulatorio, e incluso superior a otros fármacos cardiovasculares modernos.

Una clínica de cardiología en un hospital israelí recomienda a todos sus pacientes tomar 1/2 cucharadita de jengibre al día en lugar de aspirina, por sus efectos curativos sobre el sistema circulatorio, incluso trascendiendo el potencial de muchos fármacos cardiovasculares modernos.

Para las pruebas clínicas se empleó el rizoma seco y pulverizado disuelto en metanol y etanol.

Un grupo de investigadores de la Escuela de Medicina de Cornell publicó un artículo en el New England

Journal of Medicine en 1980 para confirmar que el jengibre inhibía completamente el proceso potencialmente peligroso para la vida de la agregación plaquetaria. A causa de los muchos componentes de jengibre, ofrece características sinérgicas cardiovasculares con efectos antioxidantes que incluyen el fortalecimiento del músculo cardíaco y la reducción del colesterol sérico al interferir en su biosíntesis.

Adicionalmente, el jengibre puede tener propiedades aparentemente contradictorias, pues puede ser eficaz en el estreñimiento y en la diarrea, inhibe las bacterias tóxicas y fomenta las especies de bacterias saludables, así como facilita la eficacia de otras las plantas medicinales.

Enfermedades autoinmunes

Sabemos que se usa regularmente para tratar la inflamación asociada con algunas enfermedades autoinmunes, como la espondilitis anquilosante e igualmente para otras enfermedades artríticas como la osteoartritis y la fibromialgia.

Su acción es potente como inhibidor de la ciclooxigenasa (Cox-2), tanto como los antiinflamatorios no esteroideos y la aspirina, y se pueden asociar para potenciar los efectos.

Motilidad intestinal

No afecta a la velocidad del vaciado gástrico.

Se recomienda té de jengibre hecho de raíz de jengibre fresco, hervido y diluido para una mayor eficacia.

Náuseas y vómitos después de cirugía

Puede ayudar a reducir las náuseas y los vómitos después de la cirugía, tanto como los medicamentos, aunque no en todos los casos.

Prevención del cáncer de colon

Un estudio reciente ha investigado el efecto de jengibre en presencia de un carcinógeno conocido del colon, el DMH, lo mismo que cuando se empleaban ciertas enzimas para reducirlo (GPx, GST, GR, SOD y CAT) y concentraciones de antioxidantes y vitaminas C, E y A.

El número de tumores, así como la incidencia de cáncer fue significativamente menor en el tratamiento con jengibre, incluso superior que cuando se empleaban las enzimas y antioxidantes.

Además, los suplementos de jengibre en la fase de iniciación y también en las etapas de iniciación de la carcinogénesis redujeron significativamente la peroxidación de lípidos circulantes y aumentó significativamente la acción enzimática y de los antioxidantes en comparación con el efecto del DMH no tratado.

La conclusión es que el jengibre suprime la carcinogénesis de colon en presencia del DMH procarcinógeno.

Prostaglandinas

Se ha comprobado la inhibición de prostaglandinas y leucotrienos por la acción de los gingeroles y diarylheptanoides.

Quimiopreventivo

El jengibre es conocido por sus efectos antioxidantes y actividades antiproliferativas, lo que indica su papel prometedor como agente quimiopreventivo. El *gingerol*, un componente natural de jengibre, exhibe actividades antiinflamatorias y antitumorales.

Varias investigaciones sugieren que es eficaz en la supresión de la transformación, hiperproliferación, y los procesos inflamatorios que inician y promover la carcinogénesis y metástasis.

A pesar de su actividad anticancerosa frente a varios cánceres humanos, el mecanismo molecular exacto por el que el gingerol ejerce sus efectos quimiopreventivos, todavía no está completamente entendido.

Regulador endocrino

De particular interés es la capacidad para regular el azúcar en la sangre y aumentar la circulación, lo que es de gran ayuda para el sistema reproductor. Los investigadores han concluido que hay un aumento significativo en la motilidad de los espermatozoides (capacidad para nadar) y el contenido de esperma asociado con el consumo de jengibre.

Como resultado de esto, el jengibre es apreciado desde hace tiempo por su capacidad para aumentar la fertilidad.

CAPÍTULO 3

Estudios clínicos

Los estudios no indican que el jengibre tenga influencia en el sistema vestibular u ocular común, aunque no se descarta que implique al sistema nervioso central, teniendo en cuenta varios de los componentes que pudieran antagonizar los receptores de la serotonina.

Los compuestos 6-gingerol y 6 shogaol-se ha demostrado que tienen un influencia farmacológica como **antipirético**, **antitusivo**, **analgésico**, y efectos **hipotensores**.

El extracto de jengibre presenta inhibición de la **agregación plaquetaria** y la síntesis de tromboxano in vitro, que pudieran prolongar el tiempo de sangrado, pero no hay pruebas concluyentes in vivo, mayormente porque los servicios hospitalarios no quieren sustituirlo por los antiagregantes químicos.

Los estudios in vitro sugieren que el jengibre puede producir **efectos antiinflamatorios** por inhibición del metabolismo del ácido araquidónico, tanto en las vías de la ciclooxigenasa como de la lipoxigenasa.

En las pruebas del **mareo** las personas que se sometieron a ellas tenían antecedentes de náuseas, taquigastria, y producción de vasopresina. En todos se demostró un efecto positivo.

Estos estudios muestran que puede ser tan eficaz como muchos tradicionales antiheméticos tales como dimenhidrinato, domperidona, escopolamina, cyclizina y meclizina. Sin embargo, no demostró una eficacia superior en comparación con la escopolamina o d-anfetamina.

En las náuseas y los vómitos en el **embarazo,** en una prueba realizada con 26 mujeres en el primer trimestre del embarazo, empleando una cucharada de jengibre en agua cuatro veces al día, durante un periodo de dos semanas, se comprobó que: los vómitos cesaron en ocho de las 12 mujeres. En las náuseas matutinas con 70 mujeres embarazadas, empleando 250 mg de polvo de jengibre recién preparado, los resultados indicaron una reducción significativa de las náuseas y el número de episodios de vómitos.

En la respuesta contra la **anestesia** se comprobó la eficacia comparada con 10 g de metoclopramida. Se observó a lo largo de la duración del estudio, que 28 pacientes mejoraron con el jengibre y 30 con el fármaco. Sin embargo, el jengibre no demostró un efecto antihemético con la cirugía laparoscópica.

Para el alivio de las náuseas y vómitos producidos por la **quimioterapia**, en un estudio doble ciego, realizado a 744 pacientes con cáncer dividido en cuatro grupos, se utilizó: 1) placebo, 2) 0,5 g de jengibre, 3) 1,0 g de jengibre, o 4) 1,5 g de jengibre. La manifestación de las náuseas y su gravedad, se evaluaron en varios ciclos. Todos los pacientes habían recibido un antiemético denominado 5-HT3, un receptor de la serotonina para modular diversos procesos neurológicos y biológicos, tanto para sedar, como para estimular.

Un total de 576 pacientes llegaron al análisis final (91% mujeres, edad media = 53) y se comprobó que todas las dosis de jengibre reducen significativamente las náuseas agudas ocasionadas por la quimioterapia en comparación con el placebo. La mayor reducción en la intensidad de las náuseas se produjo con 0,5 g y 1,0 g de jengibre, siendo eficaz también como preventivo.

Los pacientes no estaban recibiendo heparina, ni tenían un trastorno de la coagulación, y su recuento de plaquetas era > 100.000/l antes del ciclo de referencia.

El objetivo primario del estudio fue determinar si la administración de suplementos de jengibre reducían las **náuseas CIN** (es decir, náuseas en el día 1). La dosis se estableció al azar.

Las cápsulas de jengibre contenían un extracto líquido purificado de la raíz de jengibre (Zingiber officinale) con

41

8,5 mg de gingeroles combinados, zingerona y shogoal, equivalente a 250 mg de raíz de jengibre, aceite extra virgen de oliva, y otros excipientes para mejorar la solubilidad y biodisponibilidad. Las cápsulas de placebo consistían en sólo aceite de oliva extra virgen con el fin de que coincidan con el peso de las cápsulas de jengibre. Tanto el jengibre como el placebo fueron encapsulados en tamaño "0", en color blanco, opaco, en cápsulas de gelatina dura con una tapa de nitrógeno. La encapsulación doble y la tapa de nitrógeno enmascaraban cualquier diferencia en el olor o color entre los dos productos. Las cápsulas se envasaron en blisters conteniendo seis cápsulas de jengibre (o placebo) y se agruparon en dosis de mañana y tarde (3 cápsulas cada uno).

Todos los pacientes tomaron la medicación tradicional dos veces al día durante seis días, comenzando tres días antes de la quimioterapia. Las náuseas y los vómitos fueron medidos utilizando criterios actuales.

Resultados

Los análisis revelaron que todas las dosis de jengibre redujeron significativamente los casos agudos de náuseas en comparación con el placebo. Se demostró que la dosis diaria de 0,5 g y 1,0 g fueron las más eficaces en la reducción aguda. A pesar de la reducción significativa de las náuseas agudas en el primer día, en todos los casos se demostró que el efecto se debilita algo los días posteriores. Estos datos sugieren que los pacientes informaron de la efectividad en las náuseas agudas, más que en las graves. En general, no se observaron diferencias significativas en los vómitos o la calidad de vida con las diferentes dosis de jengibre. En contraste, se demostró eficacia en la prevención de las náuseas.

Efectos secundarios

Un total de 24 casos adversos se registraron durante el curso del estudio, pero solamente nueve de ellos se consideraron relacionadas con el jengibre. Estas reacciones adversas fueron síntomas gastrointestinales, como pirosis, moretones / enrojecimiento y erupción cutánea.

Sólo podemos especular que el mecanismo por el que el jengibre alivia la náusea es a través de una combinación de actividades anti-inflamatorias y anti-espasmódicas. Los medicamentos actuales antieméticos, tales como 5-HT 3, son antagonistas de los receptores para los neurotransmisores específicos en el tracto gastrointestinal.

Del mismo modo, el jengibre puede unirse al 5-HT 3 para aumentar los efectos antieméticos y puede aumentar las enzimas de desintoxicación para contrarrestar el daño oxidativo a los tejidos.

Los autores especulan que administrando el jengibre tres días antes del inicio de la quimioterapia, puede preparar el intestino para una respuesta anti-náuseas a través del 5-HT y la inducción de las enzimas de desintoxicación. Además, un mecanismo similar podría explicar por qué las **dosis más bajas** de jengibre fueron más eficaces que las dosis más altas. Hipotéticamente, una cierta dosis de jengibre (es decir, 1,0 g) puede saturar los receptores a hacerla ineficaz. Similar a estos resultados, fue que la dosis de 1,0 g de jengibre fue más eficaz contra el mareo que la dosis de 2,0 g.

En 1986, se estudiaron 20 pacientes que estaban siendo tratados de leucemia con arabinósido de citosina (ARA-C) y se demostró que los pacientes que recibieron jengibre tenían significativamente menos náuseas graves en el día de la quimioterapia y en el día siguiente que los que tomaron las cápsulas de placebo. De manera similar, se demostró que 1 g de jengibre antes y después de la quimioterapia era tan eficaz como la metoclopramida en el control completo de las náuseas. También se constató que una dieta alta en proteínas con 1,0 g de jengibre reduce la severidad de las náuseas y se evita administrar medicamentos antieméticos.

Más recientemente, se demostró que el polvo de jengibre (1-2 g diarios repartidos) redujo la severidad de náuseas agudas en niños y adultos jóvenes que reciben quimioterapia altamente emetógena para el sarcoma.

CAPÍTULO 4

Usos medicinales

La parte del jengibre que utilizamos no es una raíz, como se podría suponer por la forma en que se ve. En realidad es el tallo o rizoma, que se encuentra bajo tierra. Puesto que los compuestos picantes y aromáticos que caracterizan al jengibre se encuentran en el rizoma, y que son muy sensibles al calor y al oxígeno, es necesario emplearlos de modo apropiado no pelándolo hasta el momento de su consumo.

El rizoma seco se usa en preparaciones orales para tratar una variedad de dolencias, mientras que el aceite esencial se aplica tópicamente como analgésico.

Artritis de rodilla relacionada con problemas de envejecimiento

Condimentar regularmente las comidas con jengibre fresco puede ayudar a esta enfermedad, según sugiere un estudio reciente sobre problemas de cartílagos en la osteoartritis. En este estudio de doce meses, 29 pacientes con artritis dolorosa en la rodilla (6 hombres y 23 mujeres de edades comprendidas entre 42 a 85 años) participaron en una prueba controlada con placebo, a doble ciego cruzado.

Los pacientes cambiaron al placebo y al jengibre a los 3 meses. Después de seis meses, veinte de los pacientes que desearon continuar fueron seguidos durante un período adicional de seis meses.

Al final del período de los seis meses, aquellos que tomaron jengibre experimentaron significativamente menos dolor en el movimiento que aquellos que recibieron placebo. El dolor disminuyó durante el movimiento desde una puntuación de 76,14 a 41,00. Por el contrario, los que fueron cambiados del jengibre al placebo experimentaron un aumento del dolor de movimiento (hasta 82,10) y minusvalía (hasta 80,80) desde el inicio. En la fase final del estudio, cuando todos los pacientes estaban recibiendo jengibre, el dolor se mantuvo bajo.

No sólo disminuyó el dolor, sino la hinchazón de las rodillas, una medida objetiva de la inflamación. La circunferencia de la rodilla disminuyó desde los 43,25 cm iniciales a los 39,36 cm en la 12 ^{a} semana. Cuando este grupo se cambió al placebo, sus circunferencias aumentaron. En la fase final, cuando a ambos grupos se les dio el jengibre, la media de la circunferencia de la rodilla continuó a la baja, alcanzando mínimos de 38,78 y 36,38 en los dos grupos.

Cáncer colorrectal

Los *gingeroles*, los principales componentes activos en jengibre y responsables de su sabor distintivo, también pueden inhibir el crecimiento de las células humanas del cáncer colorrectal, según las pruebas que se llevaron a cabo en Phoenix. En este estudio, investigadores de la Universidad Hormel de Minnesota demostraron su efecto beneficioso.

La profesora Ann Bode señaló: "Estos resultados sugieren que los compuestos del jengibre pueden ser un quimiopreventivo efectivo y / o agente quimioterapéutico para los carcinomas colorrectales."

Las expectativas sobre si era posible frenar una metástasis de un tumor inoperable mediante la ingestión de jengibre podrían parecer muy optimistas, pero los experimentos en la Universidad de Minnesota sugieren fuertemente que es posible. La Universidad ya ha solicitado una patente sobre el uso del (6)-gingerol como un agente anti-cáncer.

Cáncer de mama

Se ha demostrado que el 6-gingerol inhibe la adhesión celular, la invasión, la motilidad y la actividad de de las células del cáncer de mama humanos y condujo a una disminución dependiente de la concentración en la migración celular y la motilidad.

Cáncer de ovario

En el tratamiento de los cultivos de células de cáncer de ovario, indujo la inhibición del crecimiento profundo en todas las líneas celulares ensayadas. Se encontró que, in vitro, el *6-shogaol* es el más activo de los componentes del jengibre individuales ensayados y que ocasionaba la inhibición de la activación de NF-kB, así como disminución de la secreción de VEGF e IL 8-. La conclusión es que inhibe el crecimiento y modula la secreción de factores angiogénicos en las células de cáncer de ovario.

Los experimentos de laboratorio presentados en la 97 Reunión Anual de la Asociación Americana contra el Cáncer, llevados por la Dra. Rebecca Liu y sus colegas de la Universidad de Michigan, mostró que los *gingeroles*, podían destruir las células del cáncer de ovario mediante la inducción a la apoptosis (muerte celular programada) y la auto-digestión.

Los extractos de jengibre se ha demostrado que tienen tanto propiedades antioxidantes, como anti-inflamatorias y anti-tumorales sobre las células. Para investigar este último, el Dr. Liu examinó el efecto de un extracto de jengibre completo que contenía un 5% gingerol en un número indeterminado de células de cáncer de ovario.

La exposición a la muerte celular causada por el extracto de jengibre ocurrió en todos los casos de cáncer de ovario estudiados.

Un estado pro-inflamatorio se cree que es un factor importante que contribuye al desarrollo del cáncer de ovario. En presencia de jengibre, una serie de indicadores clave de la inflamación (factor de crecimiento endotelial vascular, interleucina-8 y prostaglandina E2) también se redujeron en las células de cáncer de ovario.

Los agentes quimioterapéuticos convencionales también suprimen estos marcadores inflamatorios, pero pueden hacer que las células cancerosas se vuelvan resistentes a la acción de los fármacos. Liu y sus colegas creen que el jengibre puede ser un beneficio especial para los pacientes con cáncer de ovario, porque las células cancerosas expuestas al jengibre no se convierten en resistentes. En el caso del cáncer de ovario, la prevención mediante el uso libre de jengibre es una idea especialmente buena. El cáncer de ovario es a menudo mortal ya que los síntomas generalmente no aparecen hasta tarde en el proceso de la enfermedad, por lo que cuando se diagnostica ya está extendido más allá de los ovarios. Más del 50% de las mujeres que desarrollan cáncer de ovario se diagnostican en etapas avanzadas de la enfermedad.

Cáncer de próstata

En los estudios con el extracto de jengibre para tratar el crecimiento y la progresión de injertos de cáncer de próstata, se comprobó que el cáncer disminuía el 56 por ciento en comparación con el grupo testigo. Se encontró que el extracto de jengibre entero (GE) ejerce importantes efectos inhibitorios sobre el crecimiento y muerte autoinducida en las células de cáncer de próstata.

Cáncer de pulmón

Las células del cáncer de pulmón se resisten e los estímulos de apoptosis de diversos agentes antitumorales y se vuelven progresivamente incurables. Un estudio se realizó para evaluar el efecto *in vitro* antineoplásico de los polifenoles extraídos del té verde (GTP) y del jengibre (GPS) en células de cáncer de pulmón. El efecto antitumoral directo de GTP y GPS en células H460 logró una reducción del número de células entre un 16% y un 26%. El GTP fue más eficaz en la reducción de la actividad metabólica celular, logrando reducir su número en un 22. El efecto apoptótico de ambos extractos, del té verde y jengibre, parece deberse a los polifenólicos.

Carcinoma de páncreas

El carcinoma de páncreas es un tipo común de cáncer cuya incidencia aumenta gradualmente durante las últimas décadas.

Sin embargo, en la actualidad los fármacos candidatos para suprimir el cáncer de páncreas no existen. La investigación se llevó a cabo para investigar si el *zerumbone*, un sesquiterpeno cíclico natural aislado del jengibre, producía efectos anticancerígenos en líneas celulares de carcinoma de páncreas. Los resultados mostraron que la concentración zerumbone, y el tiempo, ocasionaban acciones inhibitorias sobre la viabilidad de las células Panc-1 y su apoptosis. El zerumbone también produjo la misma actividad antitumoral en líneas celulares de carcinoma de páncreas SW1990 y AsPC 1.

Cinetosis

Varios estudios sugieren que el jengibre funciona mejor que el placebo en la reducción de algunos síntomas de cinetosis. En un ensayo con 80 nuevos marineros que eran propensos al mareo, los que tomaron el jengibre en polvo tenían menos vómitos y sudoración fría en comparación con los que tomaron placebo. Sin embargo, no consiguió reducir las nauseas.

En un pequeño estudio, los participantes recibieron ya sea la raíz fresca o el jengibre en polvo, para ser comparado con la escopolamina, un medicamento comúnmente recetado para el mareo, y con un placebo. Los que tomaron la escopolamina tuvieron menos síntomas que los que tomaron el jengibre, pero en su contra el medicamento ocasionó efectos secundarios, como sequedad de boca y somnolencia.

Cólicos menstruales

Se tomaron 250 mg de jengibre en polvo cuatro veces al día durante tres días a partir del inicio del período menstrual Al final del tratamiento, la gravedad de la dismenorrea disminuyó en todos los grupos. El estudio mostró que fue tan eficaz como el ácido mefenámico y el ibuprofeno para aliviar el dolor en mujeres con dismenorrea primaria.

Colon irritable

El jengibre también calma el estómago y ayuda a la digestión, por lo que por esta razón, es adecuado para los síntomas relacionados con el síndrome del intestino irritable (IBS).

Mareos

Una clave para el éxito del jengibre en la eliminación de las molestias gastrointestinales se demostró en los recientes estudios doble ciego, con efectos en la prevención y tratamiento de los síntomas del mareo. De hecho, en un estudio, el jengibre ha demostrado ser muy superior a los fármacos más populares, como la Biodramina, pero no induce al sueño.

El jengibre reduce todos los síntomas asociados con la enfermedad del movimiento incluyendo mareos, náuseas, vómitos y sudoración fría.

Se recomienda tomar la dosis 1-2 días antes del viaje programado y continuar a lo largo del viaje.

Migrañas

Según informa la tradicional medicina ayurvédica y tibetana, es útil en trastornos neurológicos, tanto como preventivo, como curativo en las crisis. En comparación con los analgésicos químicos, el jengibre en dosis de 500-600 mg de jengibre en polvo mezclado con agua, eliminó el dolor de cabeza en menos de 30 minutos, sin efectos secundarios o de rebote.

Náuseas y vómitos en el embarazo

Los estudios en humanos sugieren que 1 g diario de jengibre puede ser eficaz para las náuseas y los vómitos en mujeres embarazadas, cuando se utiliza por períodos cortos (no más de 4 días) y que alivia las náuseas matutinas.

Ha demostrado ser muy útil incluso la forma más grave, la *hiperemesis gravidum*, una enfermedad que generalmente requiere hospitalización. En un ensayo doble ciego, la raíz de jengibre provocó una reducción significativa en la severidad de las náuseas y el número de ataques de vómitos en 19 de 27 mujeres con un embarazo de menos de 20 semanas. A diferencia de los fármacos antieméticos, que pueden causar problemas teratógenos (malformaciones en el feto) graves, el jengibre es extremadamente seguro, y sólo se necesita una pequeña dosis.

Una revisión de seis estudios a doble ciego, con ensayos controlados aleatorios en un total de 675 participantes, ha confirmado que el jengibre es efectivo para aliviar la severidad de las náuseas y los vómitos durante el embarazo. El examen también confirmó la ausencia de efectos secundarios significativos o efectos negativos sobre los resultados del embarazo.

Náuseas después de la laparoscopia ginecológica

Se ha informado que es tan eficaz como la metoclopramida y mejor que el placebo para la prevención de náuseas y vómitos postoperatorios después de cirugía mayor ginecológica ambulatoria y laparoscopia ginecológica 6 horas después de la operación

Náuseas inducidas por quimioterapia

Las náuseas a consecuencia de la quimioterapia se desarrollan en el 8-20% de los pacientes y ocurre dentro de las 24 horas después de administrarse, mientras que la diferida se produce hasta cinco días después. La mayoría de los pacientes dicen padecerla el primer día de forma intensa, y quienes no la padecen seguramente no la percibirán en los días posteriores.

La quimioterapia contra el cáncer puede causar intensas náuseas, vómitos y malestar abdominal, que puede limitar el tratamiento. Agentes anticancerosos tales como cisplatino, ciclofosfamida y metotrexato, ocasionan un vaciado gástrico lento.

En un estudio doble ciego sobre las náuseas inducidas por la quimioterapia en pacientes de leucemia que recibieron jengibre o un placebo, mostraron síntomas significativamente disminuidos en quienes tomaron jengibre en comparación con el placebo. Este efecto fue igualmente eficaz en animales.

La dosis de medio gramo a un gramo de jengibre al día podría ayudar a aliviar las náuseas en pacientes que pasan por quimioterapia.

El jengibre, pues, reduce la gravedad y duración de las náuseas –pero no los vómitos- durante la quimioterapia.

Osteoartritis

El extracto de jengibre se ha estudiado como una alternativa a la terapia de antiinflamatorios (NSAID) para la artritis de cadera o rodilla.

La comparación se hizo administrando 170 mg de extracto de jengibre, 400 mg de ibuprofeno, o placebo tres veces al día durante tres semanas.

El estudio reveló una mejora significativa en los síntomas, tanto para el jengibre como para el ibuprofeno. El antiinflamatorio reveló una mayor eficacia, aunque también más efectos secundarios.

Puede ayudar a reducir el dolor de la osteoartritis (OA). En un estudio con 261 pacientes afectados por OA de rodilla, los que tomaron un extracto de jengibre dos veces al día tenían menos dolor y necesitaron menos analgésicos que los que recibieron placebo, aunque quizá su efecto no sea superior al del ibuprofeno y se necesita tomarlo durante algunas semanas para que surja efecto.

Resfriado y la gripe

Se le considera el "calentador" del cuerpo, siendo de utilidad en cualquier patología ocasionada por el frío. Contiene, además, una larga lista de sustancias antivirales y antimicrobianas, siendo específico contra los rinovirus gracias a los sesquiterpenos.

Otros componentes, como los gingeroles y shogaoles, ayudan a aliviar los síntomas y reducen el dolor y la fiebre, suprimen la tos y tienen un efecto sedante suave que favorece el descanso.

Reumatismo y trastornos músculo esqueléticos

El jengibre se describe útil en la inflamación y el reumatismo. Entre los pacientes con artritis en diversos grados, casi todos encontraron alivio del dolor y la hinchazón y ninguno experimentó efectos adversos durante el período de consumo de jengibre que varió de 3 meses a 2,5 años.

Se sugiere que al menos uno de los mecanismos por los que el jengibre muestra sus efectos de mejora podría estar relacionado con la inhibición de la biosíntesis de leucotrienos y prostaglandinas, es decir, funciona como un inhibidor dual de la biosíntesis de eicosanoides.

Otros usos

Algunos estudios preliminares sugieren que el jengibre puede ayudar a reducir el **colesterol** y prevenir que la sangre se coagule.

Eso puede ser útil en el tratamiento de enfermedades del corazón, donde los vasos sanguíneos pueden bloquearse y causar un ataque al corazón o un derrame cerebral.

Los estudios de laboratorio han encontrado también que algunas sustancias en el jengibre pueden matar las células cancerosas in vitro.

Efectos secundarios

Los efectos secundarios del jengibre son raros, pero si se toma en dosis altas puede causar ardor de estómago leve, diarrea e irritación de la boca. Muchos de estos efectos secundarios se pueden evitar si se toman jengibre en forma de cápsulas, pero debe recordarse que es altamente recomendable no exceder de 4 g de raíz de jengibre diario.

Los efectos secundarios del jengibre son raros, pero si se toma en dosis altas puede causar ardor de estómago leve, diarrea e irritación de la boca. Se pueden evitar algunos de los efectos secundarios leves de estómago, tales como eructos, ardor de estómago, o malestar estomacal al tomar suplementos de jengibre en cápsulas.

Efectos adversos

Sensación de ardor en la boca / garganta, dolor abdominal, diarrea o acidez estomacal. Si cualquiera de estos efectos persisten o empeoran, informe a su médico y con mayor razón si hay efectos secundarios poco comunes pero muy graves: sangrado / moretones inusuales, somnolencia inusual, ritmo cardíaco irregular, reacción alérgica muy grave. No obstante, no se conocen casos comprobados.

Sin embargo, busque atención médica inmediata si nota alguno de estos síntomas de una reacción alérgica grave: erupción cutánea, picazón, / inflamación (especialmente en cara / lengua / garganta), mareos o dificultad para respirar. Como cualquier otro alimento, el jengibre puede dar lugar a reacciones de hipersensibilidad es personas predispuestas.

No se recomienda tomarlo en presencia de diabetes, enfermedad hepática, cálculos reales fibrosis renal o cáncer urinario. No se sabe si el sabor o algunos de sus componentes pasan a la leche materna.

La toxicidad del aceite de jengibre se estudió mediante la administración oral durante 13 semanas a dosis de 100, 250, y 500 mg / kg por día a 6 grupos de ratas. Otro grupo recibió aceite de parafina (vehículo) o se dejaron sin tratar y sirvió de grupo control comparativo. No hubo mortalidad, ni disminución del peso corporal, ni cambios en los parámetros hematológicos, hepáticos, funciones renales, electrólitos séricos, o en la histopatología de los órganos seleccionados.

Precauciones

El consumo del jengibre es extremadamente seguro y aunque algunas personas tienen problemas para tolerar su sabor picante, la mayoría tiende a adaptarse si quieren seguir tomándolo.

Aunque algunos informes alegan que puede bloquear que las plaquetas se peguen entre sí y por ello ocasionar sangrado, no ha habido ningún caso relativo a ello en las personas que lo tomaron. Aún así, se recomienda no mezclarlo con anticoagulantes químicos (sintrom, heparina…). Respecto al embarazo, puede ser consumido durante un corto plazo.

Las personas con cálculos biliares deben consultar a su médico antes de tomar jengibre, pues son una contraindicación relativa para el uso del jengibre.

También hay que advertir al médico si se está tomando jengibre cuando se planea tener cirugía o debe administrarse anestesia por cualquier motivo.

Las personas con enfermedades del corazón y las personas con diabetes deben consultar al médico, lo mismo que las embarazadas.

No tomarlo si se está sangrando o si está tomando medicamentos anticoagulantes, como la aspirina o sintrom.

Su posible contenido en ácido aristolóquico hace que no se deba comer en presencia de fibrosis renal o cáncer del tracto urinario. Los síntomas incluyen un cambio inusual del volumen de orina o sangre. Se recomienda precaución si hay dependencia alcohólica.

Interacciones posibles:

Puede aumentar el riesgo de sangrado si se usa junto con warfarina y heparina, drogas anti-plaquetas como el clopidogrel y la ticlopidina , o alimentos como el ajo. También con la aspirina.

El jengibre puede alterar los efectos de algunos medicamentos recetados y de venta libre.

Puede incrementar el riesgo de sangrado, especialmente si se está tomando anticoagulantes como la warfarina (Coumadin) o ácido acetilsalicílico.

El jengibre puede reducir el azúcar en la sangre, aumentando el riesgo de hipoglucemia o bajo nivel de azúcar.

Puede reducir la presión arterial, aumentando el riesgo de presión arterial baja o latidos irregulares del corazón.

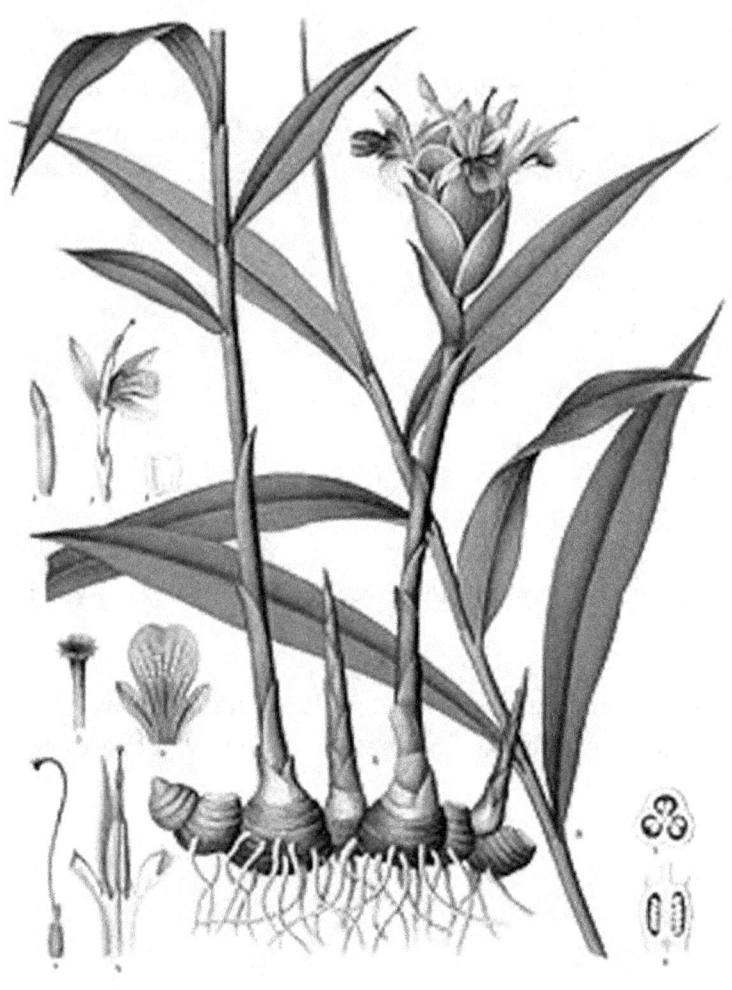

CAPÍTULO 4

Cúrcuma

Botánica

Turmeric, Cúrcuma aromática, Cúrcuma doméstica, Curcumae longa, Curcumae Longae Rhizoma, Curcumin, Curcumine, Curcuminoid, Curcuminoïde, Curcuminoïdes, Curcuminoids, Halada, Haldi, Haridra, Indian Saffron, Nisha, Pian Jiang Huang, Racine de Curcuma, Radix Curcumae, Rajani, Rhizoma Cucurmae Longae, Safran Bourbon, Safran de Batallita, Safran des Indes, Turmeric Root, Yu Jin.

La cúrcuma proviene de la raíz de la planta *Curcuma longa* y tiene una piel dura de color marrón y una carne anaranjada profunda. Se la ha llamado tradicionalmente "azafrán de la India" por su profundo color amarillo-naranja y se ha utilizado a lo largo de la historia como un condimento, remedio curativo y tinte textil.

La cúrcuma o Turmeric (Curcuma longa) es una especia culinaria, un ingrediente importante en el curry indio, y la fuente de brillante color amarillo de la mostaza de América.

Usada como medicina y alimento durante siglos, la evidencia acumulada sugiere que la asociación con el jengibre proporciona un prometedor agente preventivo para una amplia gama de enfermedades, probablemente debido en gran parte a sus propiedades anti-inflamatorias.

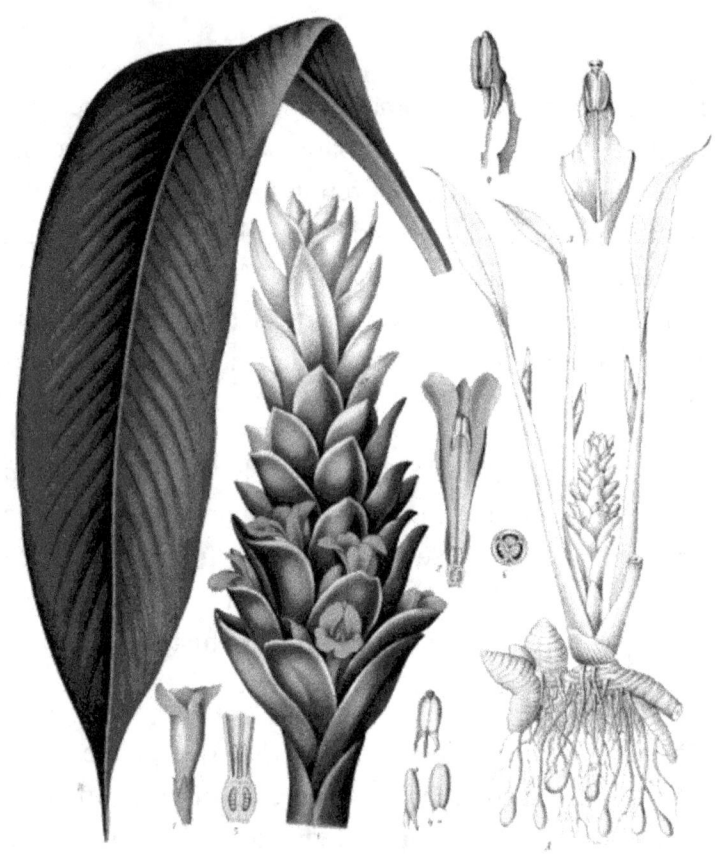

Diversos Institutos Nacionales de la Salud enumeran 24 estudios actuales sobre los efectos de la cúrcuma y su principal componente activo, la curcumina. Estos estudios plantean la cuestión de qué es mejor tomar:

La cúrcuma entera, que generalmente se utiliza como especia en polvo con los alimentos.

O la curcumina, que generalmente se toma como un suplemento en pastillas.

Cada uno ha demostrado tener beneficios para la salud, pero si se padece una enfermedad específica, como la enfermedad inflamatoria intestinal, es mejor hacer uso de la cúrcuma (sobre todo en la cocina) en vez de tomar pastillas de curcumina.

Esto refleja la creencia general de que, mientras no se demuestre lo contrario, es mejor consumir las plantas enteras que alguno de sus componentes aislados. Por otra parte, la curcumina parece tener un efecto más rápido y considerable, y puede ser la mejor opción como agente terapéutico (en lugar de preventivo) en los procesos inflamatorios.

Aunque es una planta cuyo uso ha sido esencialmente como condimento principal en el curry, las propiedades medicinales descubiertas recientemente le otorgan una categoría importante en medicina.

No debe confundirse con la raíz Javanesa de cúrcuma (Curcuma zedotaria).

Descripción

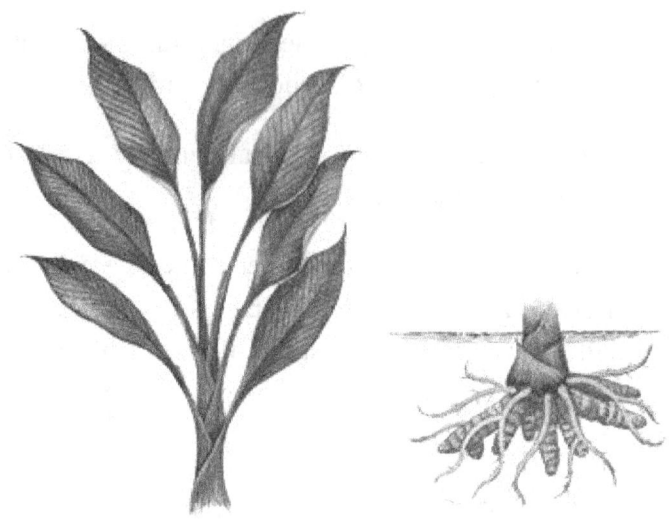

Tronco: Crece a poco más de 1 metro.

Hojas: largas y de forma rectangular;

Flores: flores blancas largas.

Sistema radicular: rizomas (2.5-7.5 cm de largo por 1-2 cm de diámetro).

Especies hermanas del género Cúrcuma: Hay alrededor de 80-130 especies de Cúrcuma en el proceso de identificación, de las cuales 80 son definitivas. Otras especies de interés médico son Curcuma Kwangsiensis, Phaeocaulis Curcuma Curcuma zedoary.

Nicho ambiental

Suelo: bien drenado, franco arenoso - arcilloso; el anegamiento es perjudicial; la arcilla pesada inhibe el desarrollo rizoma.

Clima: tropical con altas precipitaciones de 1.500 mm – 2.000 mm, temperatura: 18 - 30 grados centígrados.

Ubicación: el campo abierto expuesto al Sol produce más rizoma.

Rango de altitud: desde el nivel del mar hasta los 1500 m.

Depredadores: barrenador, rodillo de hojas, escala rizoma, mancha foliar, mancha de la hoja y pudrición del rizoma.

Compañeros: la plantación de árboles pequeños y un poco de sombra es aceptable.

El cultivo

Hay que sembrar con las primeras lluvias, el riego es aceptable.

Los trozos de rizomas se plantan con 20-40cm de separación.

Se hacen surcos y crestas.

La cosecha anual tiene 7-10 meses para madurar y hay que esperar que la planta se caiga y se marchite.

Composición cúrcuma molida

Fórmula química: $C_{21}H_{20}O_6$, Peso molecular: 368,38

Metabolitos: curcumina-sulfato, curcumina-glucurónido; catabolitos: ácido vinílico y ácido ferúlico.

Tres formas moleculares: la curcumina, demetoxicurcumina y bisdemetoxicurcumina.

Estructura molecular: es un dímero de la vainillina (2 moléculas de vainillina unidos).

Estructura molecular de la curcumina

Composición por cucharadita:

proteínas	0,34 g
hidratos de carbono	2,86 g
fibra dietética	0,93 g
fibra soluble	-- g - G

fibra insoluble	-- g - G
azúcar - total	0,14 g
monosacáridos	0,04 g
disacáridos	0,10 g
otros carbohidratos	1,79 g
grasa - total	0,43 g
grasa saturada	0,14 g
monosaturada	0,07 g
polisaturada	0,10 g
ácidos grasos trans	
colesterol	
agua	0,50 g
Vitaminas	
Tiamina - B1	0,01 mg
riboflavina - B2	0,01 mg
niacina - B3	0,23 mg

niacina equiv	0,23 mg
vitamina B6	0,08 mg
vitamina B12	0,00 mcg
biotina	Mcg
vitamina C	1,14 mg
vitamina D IU	0,00 UI
vitamina D mcg	0,00 mcg
vitamina E alfa equiv	0,14 mg
Minerales y oligoelementos	
folato	1,72 mcg
vitamina K	0,59 mcg
ácido pantoténico	Mg
boro	Mcg
calcio	8,05 mg
cloruro	Mg
cromo	Mcg

cobre	0,03 mg
fluoruro	- Mg
yodo	Mcg
hierro	1,82 mg
magnesio	8,49 mg
manganeso	0,34 mg
molibdeno	Mcg
fósforo	11,79 mg
potasio	111,10 mg
selenio	0,20 mcg
sodio	
zinc	0,19 mg
ácido Linoleico 18:02	0,07 g
ácido Linolénico 18:03	0,02 g

Historia

¿Cómo se originó esta especia antigua?

Hace miles de años, la gente en India y China utilizan la especia. De hecho, algunas historias sugieren el uso de fechas de 10.000 años en la India cuando dicen que el Señor Rama caminó sobre la tierra.

Los antiguos polinesios llevaron la cúrcuma con ellos en su increíble viaje a través del Océano Pacífico hasta Hawai. Hoy en día, los hawaianos todavía utilizan esta especia conocida por ellos como *Olena*. Incluso Marco Polo en 1280 AD registró información sobre la cúrcuma en su diario:

"También hay una verdura que tiene todas las propiedades del azafrán verdadero, así como el olor y el color, y sin embargo, no es realmente azafrán".

Esa es una de las razones por la cual la cúrcuma se ha usado como un sustituto del azafrán en Europa durante más de 700 años, pues uno de sus ingredientes es un pigmento amarillo.

Procedente ahora de Indonesia y el sur de India, donde se ha cosechado durante más de 5.000 años, ha desempeñado un papel importante en muchas culturas tradicionales en todo el Oriente, incluyendo ser un miembro respetado de la farmacopea ayurvédica.

Mientras que los comerciantes árabes lo introdujeron en Europa en el siglo XIII, sólo recientemente ha llegado a ser popular en las culturas occidentales. Gran parte de su reciente popularidad se debe a la reciente investigación que ha puesto de manifiesto sus propiedades terapéuticas. Los principales productores comerciales de cúrcuma son la India, Indonesia, China, Filipinas, Taiwán, Haití y Jamaica.

Uso

Se suele agregar a mezclas de especias que por lo general se componen de: cilantro, semillas de comino, semillas de alholva, chile, semillas de mostaza, granos de pimienta negra y sal.

Como un té (por ejemplo en Okinawa): la cúrcuma se añade al agua caliente y después se filtra (con toque de jengibre y zumo de limón), y también se puede añadir a la leche y poner a fuego lento.

Sabor

La cúrcuma tiene un sabor picante, caliente y amargo y una fragancia suave que recuerda un poco a la naranja y el jengibre, y si bien es más conocida como uno de los ingredientes usados para hacer el curry.

De paladar tibio y amargo, se usa frecuentemente para

darle el sabor o el color a los alimentos, a las mostazas, las mantequillas y los quesos. Es importante saber que es un buen sustituto del azafrán, más caro y no esencialmente mejor.

Absorción

Un hallazgo reciente es que la absorción se potencia en presencia de piperina, un componente de la pimienta negra. La cocina india comúnmente utiliza la cúrcuma y la pimienta.

CAPÍTULO 5

Consejos para preparar y cocinar

Tenga cuidado al utilizar la cúrcuma, pues su color profundo puede manchar. Para evitar una mancha duradera, lave rápidamente cualquier área con la que se ha puesto en contacto con agua y jabón. Para evitar mancharse las manos, es posible considerar el uso de guantes de cocina durante la manipulación de la cúrcuma.

Si es capaz de encontrar rizomas de cúrcuma en la tienda de comestibles, se puede hacer polvo de cúrcuma fresca hirviéndola, secándola y luego moliéndola en una consistencia fina.

Algunas ideas rápidas

Añadir la cúrcuma en la ensalada de huevo para darle un color amarillo más audaz.

Mezclar el arroz con pasas y castañas y sazonar con cúrcuma, comino y cilantro.

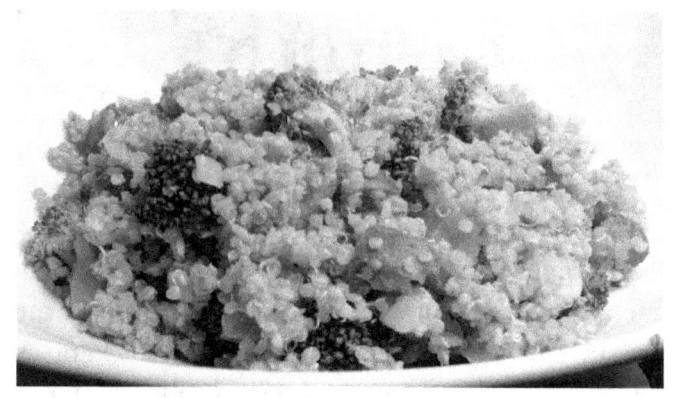

A pesar de la cúrcuma es generalmente un ingrediente básico del curry en polvo, algunas personas les gusta añadir un poco más de esta especia en la preparación de curry. Y la cúrcuma no tiene que ser utilizada sólo en el curry. Esta especia es deliciosa y saludable con manzanas salteadas, frijoles y coliflor al vapor. O, para hacer cremas, ricas en sabor y bajas en calorías. Se puede mezclar un poco de cúrcuma y cebolla seca para hacer una mayonesa con sal y pimienta.

La cúrcuma es una especia ideal para complementar las recetas que incluyen lentejas y da un tono naranja-amarillo muy vistoso.

Otra forma especialmente deliciosa para añadir más cúrcuma a su manera sana de comer, es poner una coliflor cortada por la mitad y saltearla con una cucharada generosa de cúrcuma durante 5 minutos.

Retirar del fuego y mezclar con aceite de oliva, sal y pimienta al gusto.

Té de cúrcuma

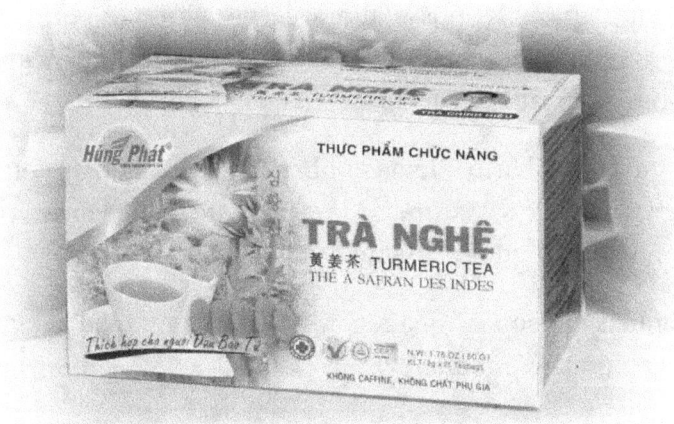

- Ponga cuatro tazas de agua a hervir.

- Añada una cucharadita de cúrcuma molida y reduzca a fuego lento durante 10 minutos.

- Cuele el té con un colador fino en un vaso, agregar la miel y / o limón al gusto.

Algunas personas, suelen añadir una cucharadita de jengibre junto con la cúrcuma.

En su forma usual, es un polvo seco de color amarillo que es soluble en aceite.

Sus fuertes características antioxidantes y anti-inflamatorias son sus propiedades medicinales más evidentes.

En Okinawa es frecuente beber copiosas cantidades de té de cúrcuma. Algunos elabora cerveza fresca, pero otros se limitan a comprar latas o versiones instantáneas en polvo de té sin azúcar de sus tiendas locales.

Si quiere probarlo, siéntase libre de experimentar con los ingredientes y aromas hasta que encuentre una combinación que se adapte a su gusto.

Algunas personas, añaden una cucharadita de jengibre junto con la cúrcuma.

Mientras que las versiones básicas son más convenientes, vale la pena experimentar con la cúrcuma recién rallada para obtener un sabor más vibrante.

CAPÍTULO 6

Cómo seleccionar y almacenar

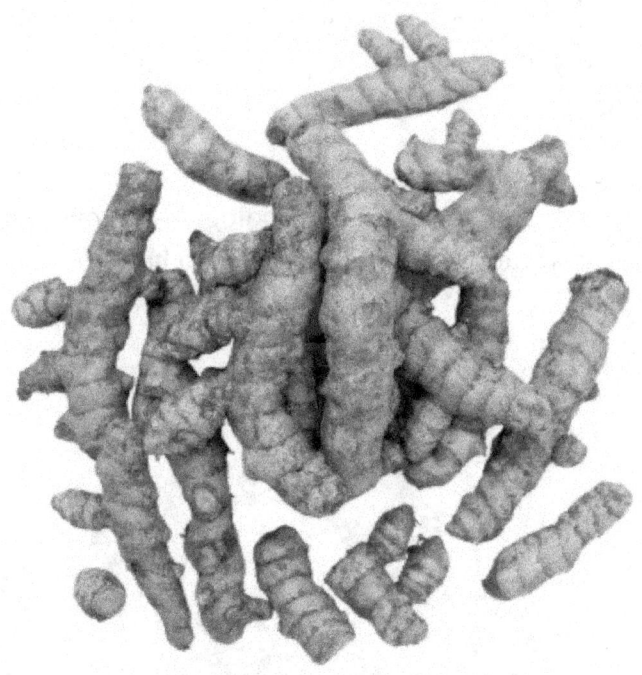

La Cúrcuma comercializada se deriva de la raíz de la planta Curcuma Longa primero por secado y pulverización, para crear la especia llamada cúrcuma, a continuación, mediante un disolvente de extracción.

El polvo resultante refinado es 18 veces más fuerte que la sal común.

Incluso como hierbas seca y especia está ampliamente disponible en los supermercados, por lo que es fácil encontrarla. A menudo, estas tiendas ofrecen una amplia selección de hierbas secas y especias que son de calidad superior y frescura que las ofrecidas en los mercados habituales.

Al igual que con otras especies secas, hay que tratar de seleccionar cúrcuma cultivo ecológico ya que esto le dará más seguridad de que la hierba no ha sido irradiada. Puesto que el color de la cúrcuma varía entre variedades, eso no es un criterio de calidad.

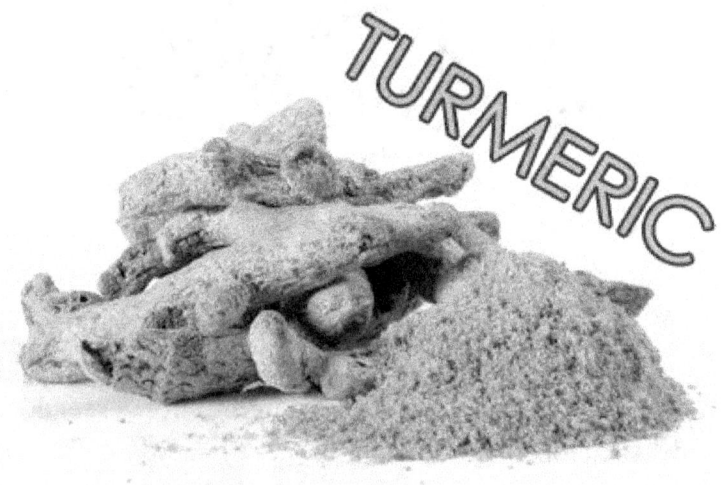

Elija cúrcuma pura en lugar de curry en polvo, pues un estudio que analizó el contenido de curcumina en 28 productos o polvos de curry, encontró que la cúrcuma en polvo puro tenía la mayor concentración de curcumina, un promedio de 3,14% en peso. Las muestras de polvo de curry, con una excepción, contienen cantidades muy pequeñas de la curcumina.

La cúrcuma en polvo debe conservarse en un recipiente bien cerrado en un lugar fresco, oscuro y seco y el rizoma de cúrcuma se debe mantener en el refrigerador.

Dónde encontrarla

Hoy se puede encontrar en el pasillo de especias de cualquier supermercado local, aunque debemos ser precavidos. A pesar de que puede haber algunas especias disponibles de calidad, es muy difícil verificar su pureza y potencia. Además, el polvo de la cúrcuma que se compra no necesariamente proviene de hierbas de alta calidad orgánicas y no posee los certificados necesarios que garanticen su calidad.

Así que esa cúrcuma comprada en polvo en una tienda de barrio, deberá emplearla sólo de vez en cuando para cocinar -no sobre una base diaria para aprovechar las ventajas medicinales que ofrece.

Recomiendo la búsqueda de una de alta calidad, un suplemento 100% orgánico a base de cúrcuma, teniendo en cuenta:

> Evitar los rellenos innecesarios, aditivos y excipientes que se emplean en el procesamiento y la estabilidad al tiempo.

> Uno de los ingredientes, el estearato de magnesio (también conocido como ácido esteárico), es un aditivo potencialmente tóxico.

> Otro ingrediente que se encuentra en muchos suplementos de cúrcuma, es el fosfato de calcio dibásico (DCP), que incluso puede inhibir la absorción de minerales esenciales en el cuerpo.

Hay otros que se pueden encontrar también, así que le recomendamos que busque el certificado de que se trata de un producto orgánico de calidad.

Hay que tener en cuenta que el proceso orgánico total involucra la siembra, el cultivo, la recolección selectiva, y luego la producción y el envasado.

En Estados Unidos estos son el tipo de certificaciones que se recomiendan buscar:

> Peligros y Puntos Críticos de Control (HACCP) - certificación internacional de seguridad

alimentaria que avala la Organización Mundial de la Salud (OMS).

Buenas Prácticas de Manufactura (GMP) - Certificación Internacional que verifica todas las prácticas requeridas necesarias para un programa eficaz de seguridad alimentaria.

Organización Internacional de Normalización (ISO) 9001:2000 -Norma internacional de calidad, seguridad, ecología, economía, fiabilidad, compatibilidad, interoperabilidad, eficiencia y eficacia.

Unión Ortodoxa (OU) Kosher -Certifica el cumplimiento de los observadores y seguidores Kosher.

Certificaciones Internacionales orgánicas tales como: USDA, UE, y NSOP (India)

He aquí una lista de comprobación para ayudarle a encontrar la mejor fuente de cúrcuma:

Sólo contiene 100% ingredientes orgánicos certificados.

Extracto de cúrcuma con al menos 95% de curcuminoides.

Además, cuando se calienta la sal durante la cocción muchas de las propiedades beneficiosas se pierden.

Evite aditivos y excipientes. No acepte el término "otros componentes" en la fórmula.

Busque cápsulas vegetales. –Evite las cápsulas de gelatina siempre que sea posible.

Es producido por un fabricante certificado de productos orgánicos de alta calidad.

CAPÍTULO 5

Beneficios para la salud

"La acción de la cúrcuma en contra de los factores de transcripción, son como un interruptor maestro", dijo el investigador Bharat Aggarwal.   "Los factores de transcripción regulan todos los genes necesarios para la formación de tumores. Cuando se les apaga, cerramos algunos genes que están involucrados en el crecimiento y la invasión de las células cancerosas".

En otro estudio de laboratorio con células humanas de *linfoma no Hodgkin* publicado en Biochemical Pharmacology (septiembre de 2005), se mostró que la curcumina inhibe la activación de NF-kappaB, una molécula reguladora que envía señales de los genes para producir una gran cantidad de moléculas inflamatorias que promueven el crecimiento de células cancerígenas. Además, la curcumina parece suprimir la proliferación de células cancerosas e inducir la detención del ciclo celular y la apoptosis (suicidio celular) en las células del cáncer de pulmón. En la Universidad de Texas se está investigando las propiedades de quimioprevención y tratamiento con curcumina contra el *mieloma múltiple* y el *cáncer de páncreas*, y otros grupos de investigación están estudiando la capacidad de la curcumina para prevenir el cáncer oral.

Propiedades reconocidas ancestralmente:

La medicina ayurvédica

Al igual que otras hierbas y especias, es una hierba básica en el Ayurveda -la antigua medicina de India-. Ayurveda significa "conocimiento de la vida" y las plantas medicinales yacen en el corazón mismo de la práctica ayurvédica.

Según la terminología ayurvédica, la cúrcuma:

Verdana sthapana -promueve la salud del sistema nervioso y ayuda con las molestias ocasionales.

Sangrahani -apoya la absorción de vitaminas y minerales.

Anulomana -ayuda a eliminar los residuos y en la construcción de sangre saludable.

Rakta stambhaka -promueve el bienestar del sistema circulatorio.

Y esto es sólo la punta del iceberg cuando se trata de los usos de la cúrcuma en el Ayurveda.

Debemos tener en cuenta que la cúrcuma ha sido utilizada en la cultura india durante miles de años por una multitud de razones que promueven la salud.

Se estima que hay 500 millones de nativos que todavía utilizan la especia hoy.

En concreto:

Refuerza la protección antioxidante contra los radicales libres

Ayuda a promover la salud de la piel

Apoya la salud ocular en general

Proporciona apoyo al sistema inmunológico

Ayuda al sistema óseo y la salud de las articulaciones

Alienta la función hepática saludable

Ayuda a mantener las células saludables con el apoyo contra los radicales libres

Salud en el sistema digestivo

Apoyo a la sangre y al sistema circulatorio

Ayuda a mantener los niveles normales de colesterol

Asiste a una respuesta saludable del sistema neurológico al estrés

Promueve un saludable sistema reproductivo femenino

Ayuda a mantener los niveles de azúcar en la sangre dentro del rango normal.

Detalles terapéuticos

Acción inmunitaria

Enfermedad de Alzheimer: inhibe la formación de, y rompe, los oligómeros beta-amiloide (entrelazado fibras) y agregados (protuberancias) en roedores.

Cáncer: causa la apoptosis (muerte voluntaria) de varios tipos de células cancerosas, incluyendo la piel, colon, estómago, duodeno y ovario en el laboratorio.

Inhibe la enfermedad viral y fúngica.

Inhibe las bacterias, incluyendo Helicobacter Pylori.

Antiagregante

Adelgazamiento de la sangre: reduce la coagulación y la agregación plaquetaria.

Ataque cerebral

(Llamado clínicamente accidente cerebrovascular).

Un ataque cerebral o derrame cerebral ocurre cuando se altera el flujo de sangre hacia el cerebro. Cuando se presenta un ataque cerebral, un área del cerebro empieza a morir porque deja de recibir el oxígeno y los nutrientes que necesita para funcionar.

Hay dos clases principales de accidentes cerebrovasculares. El primero, llamado accidente cerebrovascular isquémico, es causado por un coágulo que bloquea u obstruye un vaso sanguíneo en el cerebro. Aproximadamente el 80% de todos los accidentes cerebrovasculares son isquémicos. El segundo, llamado accidente cerebrovascular hemorrágico (derrame cerebral) es causado por la ruptura y sangrado de un vaso sanguíneo en el cerebro. Aproximadamente el 20% de todos los accidentes cerebrovasculares son hemorrágicos.

Las pruebas de laboratorio con conejos relevaron que el compuesto de curcumina podría ser efectivo en humanos si se suministra en las tres primeras horas tras el derrame, que es el mismo período en el que funcionan los actuales fármacos trombolíticos que se dan al paciente para disolver coágulos.

Un fármaco derivado de la cúrcuma, podría ayudar al organismo a reparar los daños causados por un derrame cerebral.

Antiinflamatorio

Inhibe la inflamación, posiblemente inhibiendo algo en la vía de la Cox-2, pero no en Cox-2. Su consumo no causa úlceras e incluso actualmente está siendo utilizada experimentalmente como un tratamiento para las úlceras en los países occidentales.

Nuevas oportunidades

Los investigadores creen que la combinación de verduras crucíferas y curcumina podría ser una terapia efectiva no solamente para prevenir el cáncer de próstata, sino para inhibir la propagación de los cánceres de próstata establecidos. Lo mejor de todo, es que esta combinación -coliflor sazonada con cúrcuma-, es absolutamente deliciosa, inocua y barata.

Es un medicamento potente que ha sido utilizado en los sistemas chinos e indios de medicina como un agente anti-inflamatorio para el tratamiento de una amplia variedad de condiciones, incluyendo flatulencia, ictericia, dificultades menstruales, orina sanguinolenta, hemorragias, dolor de muelas, hematomas, dolor en el pecho, y cólicos.

Un estudio en Singapur realizado con personas de la tercera edad, demostró una relación positiva entre el consumo de cúrcuma / curry y la función cognitiva. Las personas que comían al curry con frecuencia (más de una vez al mes) o comía de vez en cuando (una o más veces en 6 meses) se desempeñaron significativamente mejor en las pruebas mentales que aquellos que comían menos de una vez al mes. (American Journal of Epidemiology 11/2006.)

Como antioxidante

Su compuesto curcumina proporciona nutrientes antioxidantes, ayudando a neutralizar los radicales libres y a retrasar los signos de envejecimiento normal. La oxidación de los radicales libres pueden dañar las células y órganos -y por lo tanto afectar al proceso de envejecimiento.

Los antioxidantes son nutrientes esenciales también en:

El soporte de la función de la memoria.

La promoción de la salud del corazón.

El impulso del sistema inmunológico.

Ayudan a proteger a las células contra el daño de los radicales libres.

El contenido de antioxidante dentro de la cúrcuma proviene de compuestos activos llamados curcuminoides.

Estos curcuminoides son 5 a 8 veces más fuerte que la vitamina E - y también más fuertes que la vitamina C, 3 veces más potentes que el extracto de semilla de uva o de corteza de pino.

Son suficientemente fuertes como para captar el radical hidroxilo -considerado por muchos como el más reactivo de todos los oxidantes.

Acción Celular y Adaptógena

La cúrcuma puede ayudar a las células de tres maneras, a través de:

Neutralizando el estrés celular

Manteniendo la integridad de las células cuando se sienten amenazadas por factores ambientales estresantes ocasionales

Proporcionando los antioxidantes que se necesitan para ayudar a mantener a las células contra la oxidación excesiva y los radicales libres

La cúrcuma también se reconoce como un adaptógeno que ayuda a que el cuerpo soporte el estrés y proporcionando apoyo al sistema inmunológico.

La investigación sobre la cúrcuma se ha centrado en la enfermedad de Alzheimer, la artritis, el cáncer y la diabetes. En experimentos de laboratorio con roedores, la cúrcuma puede romper la proteína beta-amiloide del Alzheimer, suprimir la inflamación artrítica, inducir la apoptosis en algunos tipos de cáncer y mejorar la sensibilidad a la insulina.

Células cancerosas y metástasis

Los estudios epidemiológicos han relacionado el uso frecuente de la cúrcuma con tasas más bajas de cáncer de mama, próstata, pulmón y colon; y experimentos de laboratorio han demostrado que la curcumina puede prevenir la formación de tumores.

Cáncer de mama

Una investigación realizada en la Universidad de Texas, sugiere que incluso cuando el cáncer ya está presente, puede ayudar a frenar la propagación de las células del cáncer de mama a los pulmones en ratones.

En este estudio, publicado en Biochemical Pharmacology (septiembre de 2005), las células humanas de cáncer de mama fueron inyectadas en ratones, y los tumores resultantes eliminados para simular una mastectomía. Los ratones se dividieron en cuatro grupos. Un grupo no recibió ningún tratamiento adicional y sirvió como control.

Un segundo grupo recibió el fármaco Taxol, el tercero tomó curcumina, y el cuarto Taxol y curcumina.

Después de cinco semanas, sólo la mitad de los ratones del grupo de sólo curcumina y sólo el 22% de los del grupo de la curcumina más Taxol, manifestaron evidencias de cáncer de mama propagado a los pulmones. Sin embargo, el 75% de los ratones que recibieron Taxol solo y el 95% del grupo control desarrollaron tumores de pulmón.

Prevención del cáncer de colon

Las acciones de la curcumina como antioxidante ayudan a proteger las células del colon de los radicales libres que pueden dañar las células, un lugar en donde la renovación celular es bastante rápida, aproximadamente cada tres días. Debido a su replicación frecuente, las mutaciones en el ADN de las células del colon pueden ocasionar la formación de células cancerosas mucho más rápidamente. La curcumina también ayuda al cuerpo a destruir células cancerosas mutadas, por lo que no pueden difundirse a través del cuerpo y causar más daño.

Hepatopatías

También ayuda a la función hepática. Además, de que inhibe la síntesis de una proteína que piensa es fundamental en la formación de tumores y la prevención del desarrollo del suministro de sangre adicional necesaria para el crecimiento de células cancerígenas en el hígado.

Su efecto en la belleza

Proporciona bienestar general, que a su vez ayuda a tener una piel radiante, hidratada.

La cúrcuma se ha considerado como un alimento de la piel durante miles de años en la India y otras culturas.

Ayuda a:

Limpiar la piel y mantener su elasticidad.

Proveer alimento a la piel.

Equilibrio entre los efectos de la flora de la piel.

Por lo tanto, la cúrcuma puede actuar como un envejecimiento normal nutriendo la piel y aportando efectos antioxidantes, ocasionando belleza exterior más pureza interna.

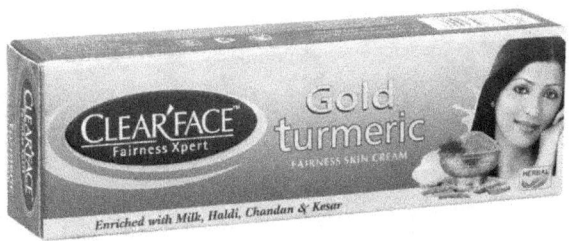

CAPÍTULO 6

Investigaciones recientes

La curcumina parece retrasar el daño hepático que eventualmente puede conducir a la cirrosis, según un estudio preliminar experimental en la Universidad de Medicina de Graz, en Austria.

La curcumina se absorbe mejor si se administra junto con la **pimienta negra**, aumentando sensiblemente su biodisponibilidad.

Su efecto **antidepresivo** podría estar en que favorece la absorción y utilidad del aminoácido Taurina e inhibe el nivel de glutamato.

La cúrcuma apenas se mantiene en sangre una vez ingerida y se concentra rápidamente en los tejidos (mucosa intestinal, hígado, riñones y corazón), llegando en apenas 10 minutos al cerebro, pues la curcumina **atraviesa la barrera hematoencefálica**.

La Kansas State University que investigó sobre ciertas especias, que la cúrcuma puede reducir los niveles de aminas heterocíclicas -compuestos cancerígenos que se forman cuando las carnes son asadas, hervidas o fritas- hasta en un 40 por ciento.

Los estudios en roedores de la Universidad de Texas indican que la curcumina inhibe el crecimiento de un cáncer de piel, **melanoma**, y también retarda la propagación del cáncer de mama hacia los pulmones.

Investigadores de la Universidad de Dakota del Sur han encontrado que el tratamiento previo con curcumina hace que las células cancerosas sean más vulnerables a la quimioterapia y la radioterapia.

Los epidemiólogos han planteado la hipótesis de que la cúrcuma que se consume habitualmente en la India puede ayudar a explicar la baja tasa de enfermedad de **Alzheimer** en ese país. Entre las personas de 70 a 79 años, la tasa es menor que la cuarta parte de los Estados Unidos.

Por lo menos un estudio reciente sugiere que la cúrcuma es de gran ayuda en la **artritis**.

Una investigación, en Italia, consistente en una prueba de tres meses que incluía 50 pacientes con diagnóstico por rayos X con **osteoartritis** de la rodilla con un tratamiento de curcumina, demostró que después de 90 días, hubo una disminución del 58 por ciento en el dolor y la rigidez global, así como una mejora en el funcionamiento físico en comparación con los controles.

También se ha encontrado, a través de un procedimiento de ensayo normalizado, una mejora del 300 por ciento en el bienestar emocional de los pacientes de curcumina en comparación con los otros.

Las pruebas de sangre mostraron una disminución de 16 veces en la proteína C reactiva, un marcador de la inflamación. Los pacientes en el grupo de la curcumina fueron capaces de reducir el uso de anti-inflamatorios no esteroideos en un 63 por ciento, en comparación con el otro grupo.

La conclusión es que las ventajas terapéuticas de la cúrcuma y la curcumina son demasiado numerosas para enumerarlas. Un resumen publicado en Advanced Medical Biologia Experimental en 2007 establece que, "La curcumina se ha demostrado que presenta propiedades antioxidantes, anti-inflamatorias, actividades antivirales, antibacterianas, antifúngicas, y contra el cáncer y por lo tanto tiene un potencial contra diversas enfermedades malignas, diabetes, alergias, artritis, enfermedad de Alzheimer y otras enfermedades crónicas".

Efecto **antiinflamatorio**

La fracción de aceite volátil de la cúrcuma ha demostrado significativa actividad anti-inflamatoria en una variedad de modelos experimentales.

Incluso más potente que su aceite volátil es el pigmento amarillo o naranja de la cúrcuma, que es llamado curcumina, el principal agente farmacológico en la cúrcuma. En numerosos estudios, los efectos anti-inflamatorios de la curcumina se han demostrado ser comparables a la hidrocortisona y la fenilbutazona, así como sobre el ibuprofeno. A diferencia de los medicamentos, que están asociados con efectos tóxicos significativos (formación de úlceras, disminución de recuento de células blancas, sangrado intestinal), la curcumina no produce toxicidad.

La cúrcuma y la cebolla pueden ayudar a prevenir el cáncer de colon

La curcumina y la quercetina, un antioxidante presente en las cebollas, reduce el tamaño y el número de lesiones precancerosas en el tracto intestinal humano, según una investigación publicada en agosto de 2006 en la revista Clinical Digestivo y Hepatología.

Anteriores estudios en poblaciones que consumen grandes cantidades de curry, así como en la investigación animal, ya han mostrado que la curcumina podría ser eficaz en la prevención y / o tratamiento del cáncer en el intestino grueso. Del mismo modo, la quercetina, un flavonoide antioxidante encontrado en una variedad de alimentos, incluyendo cebollas, el té verde y el vino tinto, se ha demostrado que inhiben el crecimiento de líneas celulares de cáncer de colon en humanos y células colorrectales anormales en los animales.

En este estudio, se observó una disminución en el número de pólipos en cuatro de cinco pacientes a los tres y cuatro meses de tratamiento. Cada paciente recibió la curcumina (480 mg) y quercetina (20 mg) por vía oral 3 veces al día durante 6 meses. Aunque la cantidad de quercetina fue similar a lo que muchas personas consumen diariamente, se consumió más curcumina de la que provoca la dieta típica.

Pólipos

Cinco pacientes con una forma hereditaria de pólipos precancerosos en el intestino grueso conocido como poliposis adenomatosa familiar (FAP), fueron tratados con dosis regulares de curcumina y quercetina durante un promedio de seis meses. El número medio de pólipos disminuyó 60,4%, y el tamaño medio de los pólipos que se desarrolló se redujo en un 50,9%.

La FAP es hereditaria y se caracteriza por el desarrollo de cientos de pólipos (adenomas colorrectales) y, con el tiempo, cáncer de colon. Recientemente, medicamentos anti-inflamatorios no esteroideos (AINEs como aspirina, ibuprofeno) se han utilizado para el tratamiento de algunos pacientes con esta enfermedad, pero estos fármacos a menudo producen efectos secundarios significativos, incluyendo úlceras y hemorragias gastrointestinales, según el investigador Francis M. Giardiello, MD, de la División de Gastroenterología de la Universidad Johns Hopkins.

Reducción del colesterol

La curcumina, es una molécula mensajera que se comunica con los genes en las células del hígado, dirigiéndolos a aumentar la producción de ARNm (proteínas mensajeras) que dirigen la creación de los receptores de LDL (colesterol malo).

Con más LDL-receptores, las células del hígado son capaces de eliminar más LDL del cuerpo.

El ARNm del receptor de LDL aumentó siete veces en las células del hígado tratados con curcumina, en comparación con las células no tratadas. Las células hepáticas llegaron a alcanzar hasta un nivel de 12.

Reducir el riesgo de leucemia infantil

La investigación presentada en una conferencia reciente sobre la leucemia infantil, que se celebró en Londres, proporciona evidencia de que comer alimentos condimentados con cúrcuma podría reducir el riesgo de desarrollar leucemia infantil.

La incidencia de este cáncer ha aumentado dramáticamente durante el siglo XX, principalmente en niños menores de cinco años, entre los cuales el riesgo se ha incrementado en más de un 50% ciento desde 1950.

El medio ambiente, las vacunas y medicamentos, así como el estilo de vida en el cual el estrés y la competitividad son intensos, y factores de estilo de vida, se cree que desempeñan un papel importante en este aumento.

La Leucemia infantil es mucho menor en Asia que en los países occidentales, lo que puede deberse a diferencias en la dieta, uno de los cuales, es el uso frecuente de la cúrcuma, según se ha investigado en una serie de estudios en los últimos 20 años por el Prof. Moolky Nagabhushan de la Loyola University Medical Center, Chicago, IL.

"Algunos de los factores de riesgo conocidos que contribuyen a la alta incidencia de leucemia infantil son la interacción del estilo de vida y muchos factores ambientales. Estos incluyen la exposición prenatal o postnatal a la radiación, el benceno, los contaminantes ambientales y los fármacos quimioterápicos alquilantes. Nuestros estudios muestran que la cúrcuma- y su principio colorante, la curcumina- en la dieta mitiga los efectos de algunos de estos factores de riesgo".

Nagabhushan ha demostrado que la curcumina de la cúrcuma puede:

Inhibir la mutagenicidad de los hidrocarburos aromáticos policíclicos (HAP) (sustancias cancerígenas creadas por la quema de combustibles basados en el carbono incluido el humo del cigarrillo).

Inhibir la radiación inducida por daño en los cromosomas.

Evitar la formación de aminas heterocíclicas nocivas y compuestos nitrosos, que puede resultar en el cuerpo cuando se comen ciertos alimentos procesados, tales como productos cárnicos procesados que contienen nitrosaminas.

Irreversiblemente inhibe la multiplicación de células de leucemia en un cultivo celular.

Mejora de la función hepática

En un estudio en ratas reciente llevado a cabo para evaluar los efectos de la cúrcuma en la capacidad del hígado para desintoxicar xenobióticos (tóxicos) y productos químicos, los niveles de dos enzimas de desintoxicación más importantes del hígado (UDP glucuronil transferasa y glutatión-S-transferasa) fueron significativamente elevados en las ratas alimentadas con cúrcuma en comparación con los controles. "Los resultados sugieren que la cúrcuma puede aumentar los sistemas de desintoxicación, además de poseer propiedades antioxidantes".

Protección Cardiovascular

Puesto que el colesterol oxidado es lo que daña los vasos sanguíneos y se acumula en las placas que pueden conducir a un ataque al corazón o un derrame cerebral, evitando la oxidación del colesterol se puede ayudar a reducir la progresión de la aterosclerosis y la cardiopatía diabética.

Además, la cúrcuma es una buena fuente de vitamina B6, que es necesaria para mantener los niveles de homocisteína y no se vuelva demasiado alta. La homocisteína, un producto intermedio de un proceso celular importante llamado metilación, daña directamente a las paredes de los vasos sanguíneos. Los niveles elevados de homocisteína se consideran un factor de riesgo significativo de daño de los vasos sanguíneos, la acumulación de la placa aterosclerótica, y las enfermedades del corazón, mientras que un alto consumo de vitamina B6 está asociado con un menor riesgo de enfermedad cardíaca.

En una investigación publicada en el Diario indio de Fisiología y Farmacología, cuando 10 voluntarios sanos consumieron 500 mg de curcumina por día durante 7 días, no sólo sus niveles en sangre de colesterol oxidado bajaron un 33%, sino que su colesterol total descendió un 11,63%, y el nivel de HDL (colesterol bueno) aumentó en un 29%.

En concreto:

Mejora la promoción del sistema inmune contra el estrés.

La promoción del sistema inmunológico.

Ayuda a mantener el sistema digestivo saludable.

Apoyo a los huesos, articulaciones y sistema óseo en general.

Ayuda a mantener los niveles de colesterol dentro del rango normal

Promueve la formación de sangre nueva.

Mejora las funciones hepáticas.

CAPÍTULO 7

Usos medicinales

En su estado natural, la curcumina no puede atravesar la barrera hematoencefálica, que protege al cerebro de sustancias potencialmente tóxicas, aunque algunos estudios demostraron lo contrario. Los científicos estadounidenses lograron modificar la curcumina desarrollando una nueva forma denominada CNB-001, que si puede atravesar la barrera hematoencefálica.

En la India, se utiliza para tratar una amplia variedad de enfermedades incluyendo dolor de estómago, problemas de la piel, problemas musculares y artritis.

En China se ha utilizado como analgésico tópico, y para el cólico, la hepatitis, la tiña y dolor en el pecho.

En Europa se utiliza en muchos alimentos como colorante en la mostaza, queso, margarina, bebidas y pasteles. En el pasado reciente se ha usado para la dispepsia, la uveítis anterior crónica y contra la bacteria Helicobacter pylori.

Es generalmente reconocida como segura por la FDA de los Estados Unidos.

Hasta octubre de 2011 hay más de 4.300 artículos citados por Pubmed sobre el tema de Curcuma Longa incluidos 1.604 en el cáncer, 66 en la artritis, 181 en la enfermedad de Alzheimer y 151 sobre la diabetes.

Artritis reumatoide

Los estudios clínicos han probado que la curcumina también ejerce efectos antioxidantes muy potentes siendo capaz de neutralizar los radicales libres, sustancias químicas que pueden viajar a través del cuerpo y causar grandes cantidades de daño a las células sanas y las membranas celulares. Esto es importante en muchas enfermedades, tales como la artritis, donde los radicales libres son responsables de la inflamación dolorosa y el eventual daño a las articulaciones.

La cúrcuma por la combinación de efectos antioxidantes y antiinflamatorios, explica por qué muchas personas con la enfermedad articular encuentran alivio cuando utilizan la especia regularmente. En un estudio reciente en pacientes con **artritis reumatoide**, la curcumina se ha comparado con la fenilbutazona y ha producido mejoras comparables en una menor duración de la rigidez matinal, el tiempo prolongado para caminar y ha reducido la inflamación articular.

Enfermedad inflamatoria intestinal

La curcumina puede proporcionar un tratamiento barato, bien tolerado, y eficaz para la enfermedad inflamatoria intestinal (EII), tales como la **enfermedad de Crohn** y la **colitis ulcerosa**. En un estudio, los ratones que recibieron un agente inflamatorio que normalmente induce colitis estaban protegidos cuando la curcumina se añadió a su dieta cinco días antes. Los ratones que recibieron la curcumina no sólo perdieron mucho menos peso que los animales de control, sino que cuando investigadores comprobaron la función de la célula intestinal, todos los signos típicos de la colitis (ulceración de la mucosa, engrosamiento de la pared intestinal, y la infiltración de células inflamatorias) estaban muy reducidos.

Si bien los investigadores aún no están seguros de cómo la curcumina logra sus efectos protectores, piensan que sus beneficios son el resultado, no de la actividad antioxidante, sino también de la inhibición de un importante agente inflamatorio celular llamado NF kappa-B. Además, una parte importante de este estudio es el hecho de que, aunque la curcumina ha demostrado ser segura en dosis muy grandes, este componente de la cúrcuma fue efectivo en una concentración tan baja como el 0,25 por ciento, una cantidad fácilmente suministrada simplemente disfrutando de la cúrcuma que se encuentra en el curry.

Protección contra el cáncer

Mientras que consumir simplemente curry y cebollas no puede tener un efecto tan dramático como se produjo en este estudio, esta investigación demuestra claramente que el uso liberal de la cúrcuma y las cebollas pueden desempeñar un papel protector contra el desarrollo de **cáncer colorrectal**. Y la cúrcuma no tiene que ser utilizada solamente a través del curry. Esta especia es deliciosa en las manzanas asadas, en los guisantes, con la coliflor al vapor, una mezcla que puede detener el **cáncer de próstata**, la segunda causa de muerte por cáncer en los varones estadounidenses con 500.000 casos nuevos que aparecen cada año. Sin embargo, es una afección arara entre los hombres en la India, cuyo bajo riesgo se atribuye a una dieta rica en verduras de la familia Brassica y la especia cúrcuma presente en el curry.

Los científicos probaron la cúrcuma, junto con isotiocianatos fenetilo, un fitoquímico abundante en los vegetales crucíferos como la coliflor, el repollo, el brócoli, las coles de Bruselas, col rizada, coles y nabos.

Cuando se prueba por separado, tanto el isotiocianato de fenetilo como la curcumina retardan considerablemente el crecimiento de las células humanas del cáncer de próstata implantados en ratones inmunodeficientes.

En ratones con tumores bien establecidos de cáncer de próstata, ni el fenetil isotiocianato ni la curcumina por sí mismos tenía un efecto protector, pero cuando se combinan, se redujeron significativamente tanto el crecimiento del tumor y la capacidad de las células de cáncer de próstata a extenderse (metástasis) en los animales de ensayo.

Para la protección contra el cáncer de próstata, se corta la coliflor en cuartos y se deja reposar durante 5-10 minutos, lo que da tiempo para que se formen los isotiocianatos de fenetilo, que se forman cuando las verduras crucíferas se cortan, pero que se detiene cuando se calientan. Luego se espolvorea con cúrcuma y se saltea a fuego medio en unas cucharadas de caldo de verduras durante 5 minutos Retirar del fuego y cubrir con aceite de oliva, sal marina y pimienta al gusto.

Cáncer de colon

La curcumina se ha demostrado que previene el cáncer de colon en estudios con roedores. Cuando los investigadores hicieron un estudio para analizar cómo funciona la curcumina, encontraron que inhibe el daño de los radicales libres en las grasas (tales como las que se encuentran en las membranas celulares y el colesterol), previene la formación de la sustancia química inflamatoria ciclooxigenasa-2 (COX-2), e induce la formación de una enzima de desintoxicación del hígado, glutatión S-transferasa (GST). Cuando las ratas recibieron curcumina durante 14 días, la producción de GST en sus hígados aumentó en un 16%, y un marcador del daño ocasionado por los radicales libres llamado malondialdehído disminuyó en un 36% en comparación con los controles. Durante este período de dos semanas, los investigadores dieron a las ratas una sustancia química que causa cáncer, el tetracloruro de carbono. En las ratas alimentadas con la curcumina no encontraron daño, lo mismo en quienes recibieron cúrcuma dietética.

Por último, los investigadores compararon dar cúrcuma en la dieta en comparación con la inyección de curcumina y aunque con la inyección había más curcumina en la sangre, la cantidad era muy pequeña en el colon. Llegaron a la conclusión, que la curcumina mezclada con la dieta alcanza los niveles de cualquier fármaco en el colon y el hígado, suficientes para explicar las actividades farmacológicas observadas y sugieren que este modo de administración puede ser preferible a la quimioprevención del cáncer de colon.

Cáncer colorrectal

En estos pacientes el extracto de cúrcuma oral fue bien tolerado, y no se observó toxicidad. Ni la curcumina ni sus metabolitos se detectaron en la sangre o en la orina, pero fue recuperado de las heces.

Radiológicamente la enfermedad se mantuvo estable en cinco pacientes durante 2-4 meses de tratamiento. Los resultados sugieren que el extracto de Cúrcuma puede administrarse con seguridad a pacientes a dosis de hasta 2,2 g al día, equivalente a 180 mg de cúrcuma.

Dispepsia

La planta contiene un aceite volátil y curcuminoides que se cree que son los ingredientes activos. Ciento dieciséis pacientes adultos con acidez y dispepsia, dispepsia flatulenta, o dispepsia atónica, fueron analizados. El 53 por ciento de los pacientes que recibieron placebo respondieron al tratamiento, mientras que la cifra aumentó al 83 por ciento de los pacientes con la Cúrcuma.

Enfermedad de Alzheimer y esclerosis múltiple

La creciente evidencia sugiere que la cúrcuma podría brindar protección contra las enfermedades neurodegenerativas. Los estudios epidemiológicos muestran que en aquellas poblaciones en donde las personas mayores consumen habitualmente cúrcuma, los niveles de enfermedades neurológicas como el Alzheimer son muy bajos.

Al mismo tiempo, la investigación experimental llevada a cabo recientemente ha encontrado que la curcumina parece desacelerar la progresión de la enfermedad de

Alzheimer en ratones y también que puede bloquear la progresión de la esclerosis múltiple. Aunque todavía no está claro cómo se puede proporcionar protección contra estas enfermedades degenerativas, una teoría es que puede interferir con la producción de IL-2, una proteína que puede desempeñar un papel clave en la destrucción de la mielina, la vaina que sirve para proteger los nervios en el cuerpo.

Un número de estudios han sugerido que la curcumina, el componente biológicamente activo en la cúrcuma, protege contra la enfermedad de Alzheimer mediante la activación de un gen que codifica para la producción de proteínas antioxidantes. Según el Journal Italiano de Bioquímica (diciembre de 2003) el consumo de curcumina mejora la hemo oxigenasa, un sistema de protección que, cuando se activa en el tejido cerebral, causa la producción de la bilirrubina, un antioxidante que protege el cerebro contra el daño oxidativo. Tal oxidación se cree que es un factor importante en el envejecimiento y es el responsable de enfermedades neurodegenerativas, incluyendo demencias como la enfermedad de Alzheimer.

Otro estudio llevado a cabo conjuntamente por un equipo italiano y EE.UU. y que se presentó en 2004 durante la conferencia anual de la American Physiological Society en Washington, DC, confirmó que la curcumina induce fuertemente la expresión del gen hemeoxygenase-1 (HO-1) en astrocitos de la región del hipocampo del cerebro. Para estos efectos la curcumina modificada cruza la barrera hematoencefálica, y llega con facilidad al foco del problema cerebral.

Las investigaciones realizadas en la UCLA y publicadas en el Journal of Biological Chemistry (diciembre de 2004), confirman las investigaciones anteriores y han sido publicadas en la revista Journal of Agricultural and Food Chemistry (abril de 2006), donde se detallan los mecanismos protectores de la curcumina frente a la enfermedad de Alzheimer.

Para comprender esta enfermedad, diremos que amiloide es un término general para los fragmentos de proteína que el cuerpo produce normalmente. B-amiloide es un fragmento de proteína cortado de otra proteína llamada proteína precursora de amiloide (APP). En un cerebro sano, estos fragmentos de proteínas se descomponen y eliminan. En la enfermedad de Alzheimer, los fragmentos se acumulan, formando placas duras, insolubles, entre las células cerebrales.

Los investigadores de la UCLA llevaron a cabo estudios de laboratorio en los que la curcumina ha demostrado inhibir la agregación de amiloide-B y disolver fibrillas de amiloide más eficazmente que el ibuprofeno y naproxeno.

Luego, utilizando ratones vivos, los investigadores encontraron que la curcumina atraviesa la barrera hematoencefálica y se une a los pequeños B-amiloides. Una vez unidos a la curcumina, los fragmentos de la proteína B-amiloide ya no pueden agruparse para formar placas, además de aportar propiedades anti-inflamatorias y antioxidantes, proporcionando protección adicional a las células del cerebro.

El ingrediente más activo en la raíz de cúrcuma, la bisdemetoxi-curcumina, aumenta la actividad del sistema inmune en los pacientes de Alzheimer, para ayudar a despejar las placas beta amiloides características de la enfermedad.

En pacientes sanos, las células inmunes llamadas macrófagos, fagocitan y destruyen las células anormales y los agentes patógenos sospechosos, pero esta actividad se suprime en los pacientes de Alzheimer. Mediante muestras de sangre extraídas a pacientes de Alzheimer, los Dres. Milan Fiala yJohn Cashman demostraron que se aumentaba la actividad de los macrófagos a los niveles normales, lo que ayuda a eliminar la proteína beta amiloide.

También observaron que la bisdemetoxi/curcumina fue más eficaz en la promoción de la eliminación de la beta amiloide en sangre de algunos pacientes que otros, haciendo alusión a un elemento genético.

Un estudio adicional reveló que los genes involucrados son MGAT III y los receptores similares a Toll, que también son responsables de una serie de otras funciones inmunitarias esenciales. La bisdemetoxi/curcumina aumenta la transcripción de estos genes, y corrige los defectos inmunes observados en los pacientes de Alzheimer.

Fibrosis Quística

La curcumina, puede corregir la expresión más común del defecto genético que es responsable de la fibrosis quística, según un experimento en animales realizado en abril de 2004. La Fibrosis quística, una enfermedad mortal que ataca a los pulmones con un moco espeso, causando infecciones potencialmente mortales, afecta a cerca de 30.000 niños y adultos jóvenes estadounidenses, que rara vez sobreviven más allá de los 30 años de edad. El moco también daña el páncreas, lo que interfiere con la capacidad del cuerpo para digerir y absorber los nutrientes.

La fibrosis quística es causada por mutaciones en el gen que codifica una proteína (CFTR) responsable de viajar a la superficie de la célula y la creación de canales a través del cual los iones de cloruro pueden salir de la célula.

Cuando la proteína tiene una forma anormal debido a un gen defectuoso, esto no puede suceder, por lo que el cloruro se acumula en las células, que a su vez, conduce a la producción de moco.

La mutación más común, que se llama Delta F508, da como resultado la producción de una proteína mal plegada. Se piensa que la curcumina corrige este defecto, lo que resulta en una proteína Delta F508 con aspecto y función normal. Además, puede inhibir la liberación de calcio, lo que permite que el CTFR mutado pueda salir de las células a través de los canales de calcio, lo que también ayuda a parar el cloruro impulsado por la acumulación de mucosa.

Especialistas en el tratamiento de la fibrosis quística insisten en que los pacientes no deben automedicarse con suplementos dietéticos que contienen cúrcuma, hasta que las dosis correctas sean conocidas y las interacciones adversas identificadas con los medicamentos recetados.

Hipercolesterolemia

Para ayudar a incrementar la capacidad de su hígado para eliminar el LDL excesivo, no solamente hay que apoyarse en la cúrcuma condimentando el pescado, la carne o las lentejas, sino que hay que aumentar la ración de cebollas, patatas y coliflor, o como aromatizante clave para cualquier plato de verduras.

Simplemente se puede mezclar yogur natural con mayonesa rica en omega-3, sal y pimienta al gusto. También se puede servir la coliflor cruda con apio, chile dulce y brócoli. Asegúrese de emplear la cúrcuma pura en lugar de mezclas de curry preparadas. La investigación reciente indica que la cantidad de cúrcuma a emplear debe ser alta, y en las mezclas de curry suele ser mínima.

Uveítis anterior crónica

En el departamento de Oftalmología de la KG Medical College, Lucknow, India, se experimentó con la curcumina, obtenida a partir de rizomas de Cúrcuma longa, por vía oral a pacientes que sufrían de uveítis anterior crónica (CAU) a una dosis de 375 mg tres veces al día durante 12 semanas. De los 53 pacientes incluidos, 32 completaron el estudio de 12 semanas. Se dividieron en dos grupos: un grupo de 18 pacientes recibió la curcumina solo, mientras que el otro grupo de 14 pacientes, que tenían una fuerte reacción PPD, además recibieron tratamiento antituberculoso.

Los pacientes en ambos grupos comenzaron a mejorar después de 2 semanas de tratamiento. Todos los pacientes que recibieron la curcumina sola mejoraron, mientras que el grupo que recibió terapia antituberculosa junto con la curcumina tenía una tasa de respuesta del 86%.

El seguimiento de todos los pacientes en los 3 años posteriores indicó una tasa de recurrencia del 55% en el primer grupo y de 36% en el segundo grupo. Cuatro de 18 (22%) de los pacientes del primer grupo y 3 de los 14 pacientes (21%) en el segundo grupo perdieron la visión en el período de seguimiento debido a diversas complicaciones en los ojos, por ejemplo, vitritis, edema macular, central venoso de bloques, formación de cataratas, glaucoma y daño del nervio óptico. Ninguno de los pacientes informó de cualquier efecto secundario del fármaco.

La eficacia de la curcumina y recidivas después del tratamiento es comparable al tratamiento con corticosteroides, que es en la actualidad el tratamiento estándar para esta enfermedad. La falta de efectos secundarios con la curcumina es su mayor ventaja en comparación con los corticosteroides.

Según las últimas pruebas, se emplea con éxito en:

Malestar estomacal (dispepsia).

Osteoartritis.

Algunas investigaciones muestran que tomar algunos extractos de cúrcuma puede reducir el dolor causado por la osteoartritis de la rodilla. En un estudio, la cúrcuma funcionó tan bien como el ibuprofeno para reducir el dolor.

Los resultados son variables en:

Cáncer de la piel.

Hay cierta evidencia que muestra que el aplicar un ungüento de cúrcuma podría ayudar a disminuir el olor y aliviar la comezón producidos por el cáncer de piel.

Artritis reumatoide (AR).

La curcumina, uno de los componentes de la cúrcuma, podría ayudar a disminuir algunos de los síntomas de la AR.

Diabetes

Reduce la diabetes en los roedores.

Depresión
Se emplea con éxito como ansiolítico en las depresiones moderadas a leves.

La cúrcuma se usa también para la artritis, la acidez, el dolor de estómago, la diarrea, los gases intestinales, la hinchazón de estómago, la pérdida de apetito, la ictericia, los problemas del hígado y los trastornos de la vesícula biliar.

Para evitar los daños del envejecimiento ocasionado por los radicales libres.

Se utiliza para los dolores de cabeza, bronquitis, resfriados, infecciones pulmonares, fibromialgia, lepra, fiebre, los problemas de la menstruación y el cáncer.

Otros usos incluyen el tratamiento de la depresión, la enfermedad de Alzheimer, la retención de agua, los gusanos intestinales y los problemas renales.

Algunas personas aplican la cúrcuma sobre la piel para el dolor, la tiña, los moretones, las mordeduras de sanguijuelas, las infecciones de los ojos, para los trastornos inflamatorios de la piel, los malestares en el interior de la boca y para las heridas infectadas.

El aceite esencial de cúrcuma se usa en los perfumes y su resina se utiliza como un agente saborizante y colorante en los alimentos.

Y también:

Ictericia.

Hepatitis.

Diarrea.

Fibromialgia.

Dolor de cabeza.

Problemas de la menstruación.

CAPÍTULO 8

Ensayos clínicos

En un período de tres meses de duración se empleó un preparado de curcumina-fosfatidilcolina para la disminución del dolor y la mejoría de la función articular en 50 pacientes afectados de osteoartritis (OA).

Dado que la OA es una enfermedad crónica que requiere un tratamiento prolongado, la eficacia a largo plazo y la seguridad se investigaron durante ocho meses en los cuales se incluyó a 100 pacientes con artrosis.

Los puntos finales clínicos efectuados en la Western Ontario y en las universidades McMaster [WOMAC] se complementaron con la evaluación de una serie de marcadores inflamatorios y la velocidad de sedimentación globular [VSG].

Esto representó el intento más ambicioso, hasta la fecha, para evaluar la eficacia clínica y la seguridad de la curcumina como un agente anti-inflamatorio.

Las mejoras significativas se compararon con un grupo control, además de tener en cuenta la tolerancia general. Los resultados fueron óptimos.

También se experimentó en pacientes afectados por osteoartritis de rodilla en el Departamento de Medicina de Rehabilitación, la Facultad de Medicina, el Hospital Siriraj, y la Universidad de Mahidol, Bangkok, Tailandia.

Ciento siete (107) pacientes con artrosis primaria de rodilla (OA) con puntuación de dolor de > 0 = 5 fueron asignados al azar para recibir 800 mg de ibuprofeno por día, mientras que se administró 2 g de extracto de cúrcuma doméstica por día durante 6 semanas. Los resultados principales analizaron la mejoría del dolor al caminar, el dolor al subir escaleras, y las funciones de la rodilla evaluadas durante el paseo de 100 metros.

Tanto los tratados con cúrcuma, como aquellos que tomaron ibuprofeno, percibieron mejoría. Las puntuaciones medias de los resultados mencionados en las semanas 0, 2, 4 y 6 mejoraron significativamente en comparación con los grupos no tratados. No hubo diferencias en los parámetros entre los pacientes que recibieron ibuprofeno y los extractos de Cúrcuma domestica, excepto en el dolor subiendo escaleras que disminuyó ligeramente en quienes tomaron ibuprofeno.

Las conclusiones es que la cúrcuma puede ser igualmente eficaz que el ibuprofeno para el tratamiento de la OA de la rodilla, aunque con menos efectos secundarios.

En un período de tres meses de duración se empleó un preparado de curcumina-fosfatidilcolina para la disminución del dolor y la mejoría de la función articular en 50 pacientes afectados de osteoartritis (OA). Dado que la OA es una enfermedad crónica que requiere un tratamiento prolongado, la eficacia a largo plazo y la seguridad se investigaron durante ocho meses en los cuales se incluyó a 100 pacientes con artrosis. Los puntos finales clínicos efectuados en la Western Ontario y en las universidades McMaster [WOMAC] se complementaron con la evaluación de una serie de marcadores inflamatorios y la velocidad de sedimentación globular [VSG]. Esto representó el intento más ambicioso, hasta la fecha, para evaluar la eficacia clínica y la seguridad de la curcumina como un agente anti-inflamatorio. Las mejoras significativas se compararon con un grupo control, además de tener en cuenta la tolerancia general. Los resultados fueron óptimos.

También se experimentó en pacientes afectados por osteoartritis de rodilla en el Departamento de Medicina de Rehabilitación, la Facultad de Medicina, el Hospital Siriraj, y la Universidad de Mahidol, Bangkok, Tailandia.

Ciento siete (107) pacientes con artrosis primaria de rodilla (OA) con puntuación de dolor de> o = 5 fueron asignados al azar para recibir 800 mg de ibuprofeno por

125

día, mientras que se administró 2 g de extracto de cúrcuma doméstica por día durante 6 semanas. Los resultados principales analizaron la mejoría del dolor al caminar, el dolor al subir escaleras, y las funciones de la rodilla evaluadas durante el paseo de 100 metros.

Tanto los tratados con cúrcuma, como aquellos que tomaron ibuprofeno, percibieron mejoría. Las puntuaciones medias de los resultados mencionados en las semanas 0, 2, 4 y 6 mejoraron significativamente en comparación con los grupos no tratados. No hubo diferencias en los parámetros entre los pacientes que recibieron ibuprofeno y los extractos de Cúrcuma domestica, excepto en el dolor subiendo escaleras que disminuyó ligeramente en quienes tomaron ibuprofeno.

Las conclusiones es que la cúrcuma puede ser igualmente eficaz que el ibuprofeno para el tratamiento de la OA de la rodilla, aunque con menos efectos secundarios.

Efectos farmacológicos comprobados

Se ha comprobado la inhibición de las isoenzimas del citocromo P450 por curcuminas in vitro e in vivo. La experiencia se realizó en la División Carcinogénesis, Cancer Research Institute, Tata Memorial Centre, Mumbai-400 012, Parel, India.

Se estudió el mecanismo de la cúrcuma mediada por la quimioprevención y para comparar la eficacia quimiopreventiva de la cúrcuma durante la exposición a un agente cancerígeno procedente del tabaco.

El pretratamiento de las ratas con 1% de cúrcuma a través de la dieta resultó en una disminución significativa de los efectos de los elementos cancerígenos que afectaban al hígado, pulmón y estómago, aunque el alcance de la disminución fue diferente. También se notó una mejoría en la estabilidad del ADN y una disminución de la GST hepática previamente aumentada, así como una protección contra el tetracloruro de carbono inducido por la inactivación del citocromo P450.

La dosis diaria de curcumina no causó interacción con los fármacos administrados conjuntamente y evitó la activación de radicales libres reactivos. Se ha especulado que la curcumina inhibe la CCl inducida por daño hepático secundario APP a través de sus propiedades antioxidantes. La inactivación de la isozima CYP en el hígado causada por CCl fue inhibida por la curcumina.

Los medicamentos antiinflamatorios no esteroideos (AINE) como la aspirina, se ha demostrado que suprimen el factor de transcripción NF-kappaB, que controla la expresión de genes tales como la ciclooxigenasa (COX) -2 y ciclina D1, que conduce a la inhibición de la proliferación de las células tumorales.

La dexametasona, un esteroide anti-inflamatorio, se incluye para comparación con los AINE. Como se indica por la unión al ADN, ninguno de los fármacos solos activa el NF-kappaB. En general, los resultados indican que la aspirina y el ibuprofeno son menos potentes, mientras que el resveratrol y la curcumina, son los agentes más potentes antiinflamatorios y antiproliferativos de los que se han estudiado.

La cúrcuma como agente tópico en el tratamiento del cáncer.

Un extracto de etanol así como un ungüento de cúrcuma, se emplearon para producir alivio sintomático en pacientes con lesiones cancerosas externas. La reducción del dolor se observó en el 90% de los casos y la reducción de prurito en casi todos.

Lesiones secas mejoraron en el 70% de los casos, y un pequeño número de pacientes (10%) tuvieron una reducción en el tamaño de la lesión y el dolor. En muchos pacientes el efecto continuó durante varios meses.

Una reacción adversa se observó en sólo uno de los 62 pacientes evaluados.

Actividad inmunomoduladora

La curcumina se analizó por su actividad inmunomoduladora y se encontró un aumento del recuento total de CMR (15.290) en 12 días. La curcumina aumentó el número de anticuerpos circulantes (512), las células formadoras de placas (PFC) en el bazo, así como el número máximo de PFC a partir del sexto día.

Se observó también un aumento significativo en la actividad fagocítica de los macrófagos.

Efectos en la vesícula biliar

Se ha comprobado un efecto colerético con la cúrcuma. Una cantidad de 20 mg de curcumina es capaz de contraer la vesícula biliar hasta en un 29% dentro de un tiempo de observación de 2 h.

Inhibición de las células endoteliales cancerosas

La angiogénesis es un paso crucial en el crecimiento y metástasis de cánceres. La curcumina inhibe la iniciación y crecimiento de tumores. La curcumina no tuvo ningún efecto sobre la migración de células endoteliales.

Estos hallazgos sugieren que la curcumina actúa como un inhibidor de la angiogénesis por modulación de actividad de la proteasa durante la morfogénesis endotelial.

Actividad plaquetaria

El efecto inhibitorio de la curcumina sobre el factor activador de plaquetas y el ácido araquidónico, impidió la agregación plaquetaria a través de la inhibición de la formación de tromboxano y la señalización de $Ca2+$.

Actividades biológicas

Hay varios datos en la literatura que indican una gran variedad de actividades farmacológicas de la Cúrcuma longa L. (Zingiberaceae), que exhiben efectos anti-inflamatorios, anti-virus, en la inmunodeficiencia humana, contra las bacterias, efectos y anti-actividades antioxidantes y nematocidas.

In vitro, la curcumina exhibe efectos antiparasitarios, efectos antiespasmódicos, anti-inflamatorios y gastrointestinales, y también inhibe la carcinogénesis y el crecimiento del cáncer. *In vivo*, hay experimentos que muestran el efecto anti-parasitario y la potencia antiinflamatoria.

Efecto quimioprotector

Una amplia variedad de sustancias fenólicas derivadas de especias poseen potentes actividades antimutagénicas y anticancerígenas.

Ejemplos de ello son la curcumina, el Zingiberaceae, un ingrediente presente en el jengibre y la capsaicina, el principal elemento del chile picante (Capsicum annuum).

Los efectos quimiopreventivos ejercidas por estos fitoquímicos son a menudo asociados con sus actividades antioxidantes y anti-inflamatorias.

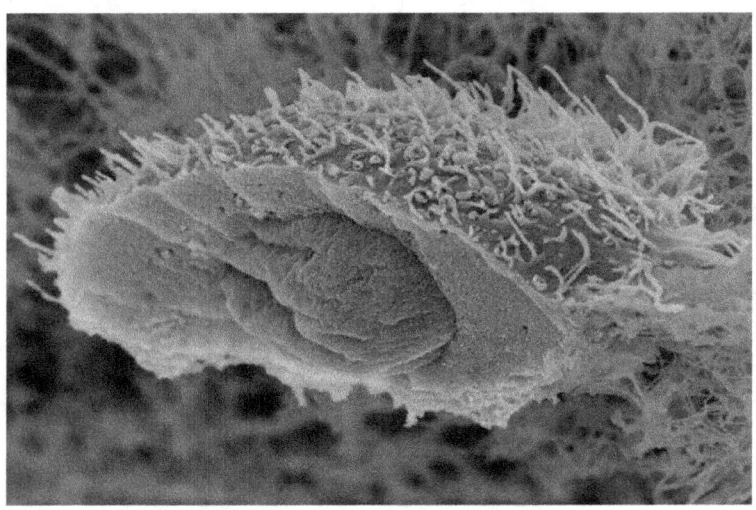

CAPÍTULO 9

Efectos secundarios

No produce efectos secundarios significativos; sin embargo, algunas personas pueden experimentar dolor de estómago, náuseas, mareos o diarrea.

Pude favorecer la menstruación o estimular el útero poniendo en riesgo el embarazo.

Puede empeorar los problemas de la vesícula. No use la cúrcuma si tiene cálculos renales u obstrucción del conducto biliar.

La cúrcuma podría retardar la coagulación sanguínea y causar más pérdida de sangre durante y después de una cirugía. Deje de evitar tomar la cúrcuma por lo menos dos semanas antes de someterse a un procedimiento quirúrgico.

Se encontró un caso de bloqueo auriculoventricular completo transitorio asociado con el consumo de cúrcuma en un hombre de 38 años de edad, después de la ingesta de píldoras durante un mes. Tras el cese de las pastillas, la enfermedad remitió sin secuelas.

Más detalles

La cúrcuma no es un alimento comúnmente alergénico y no se sabe que contenga cantidades mensurables de oxalatos o purinas.

Es una excelente fuente de hierro y manganeso, de vitamina B6, fibra dietética y potasio.

Dosis terapéutica

Para el malestar estomacal (dispepsia): 500 mg de cúrcuma cuatro veces al día.

Para la osteoartritis: 500 mg dos veces al día.

Interacciones

Medicamentos que retardan la coagulación sanguínea (Medicamentos anticoagulantes / antiplaquetarios). Podría aumentar las probabilidades de sufrir moretones y pérdida de sangre.

Potencia los efectos de las siguientes plantas:

Angélica, Clavo de olor

Salvia, Ajo

Jengibre, Ginkgo

Ginseng.